がん治療革命の衝撃

プレシジョン・メディシンとは何か

NHKスペシャル取材班

NHK出版新書
527

がん治療革命の衝撃　プレシジョン・メディシンとは何か　目次

※本書記載の内容は番組取材時のものですが、人物の年齢・所属・肩書、プレシジョン・メディシンをめぐる状況などは二〇一七年七月現在の情報に更新しました。
※薬剤名は原則として、商品名のあとにカッコの中で一般名を表示しました（商品名が不明な場合は一般名のみ）。

編集協力　西所正道
校閲　福田光一
DTP　滝川裕子

はじめに――今後五年で劇的に変わる、がん治療新時代

「助かりました。生き延びたっていう感じです。希望が持てます」

進行した大腸がんにかかっている四八歳の男性の言葉である。これまでに五回の手術と抗がん剤による治療を受け、そのたびに再発を繰り返してきた。ところが、ある臨床試験に参加して新薬の投与を受けたところ、がんが四三％も縮小。担当医から「薬がよく効いている」と伝えられた。

これは、二〇一六年一一月二〇日に放送したＮＨＫスペシャル「〝がん治療革命〟が始まった　プレシジョン・メディシンの衝撃」の冒頭で紹介した事例である。

本書はこの番組の内容をもとにして、理解することが難しいがん治療の最新事情をわかりやすく解説した一冊である。番組では伝えきれなかった情報を加えたうえで、二〇一七

年七月時点の最新情報も盛り込んだ。

大腸がんの男性のケースが示すように、いま、がん治療の世界に大変革が起きている。今後五年以内にがんの「診断」と「化学療法」(薬を使った治療)が大きく変わると予測されているのだ。たとえば、これまでなら余命一〜二年と診断された患者さんが、最適の薬を使うことで、五年以上生きることができるケースが珍しくなくなるという。

がんの診断と治療の最前線でいま何が起きているのか。日本とアメリカの現場を取材して見えてきたことの核心をひとことで言えば、「がんの個性」を重視した医療への転換である。人間に一人ひとり個性があるように、がんにも患者ごとに個性があるのだ。先端医学が解き明かした、がん細胞がもつ「遺伝子の変異」。これこそが、がんの個性である。がんの個性がわかると従来の常識が覆される。甲状腺がんの薬が、一部の肺がんに効くことが判明したといった例が続出する。がんの個性(遺伝子の変異)に合わせて、それぞれの患者に最も効果がある治療薬を処方することができるようになるのだ。

それを間野《まの》博行さん(国立がん研究センター研究所所長、東京大学大学院教授)は、番組で次のように表現された。
「がんを起こしている遺伝子によって、がんを分類する時代に入ったと思います」

実は、がんに遺伝子変異という個性があることは、かなり以前からわかっていた。部分的だが、がん細胞の遺伝子検査はすでに保険診療でも行われてきた。しかし現実には、患者一人ひとりのがん細胞がもつ遺伝子の「全体像」の解析は時間と費用がかかりすぎるため、一般的ではなかったのだ。それが、ここ数年の技術革新によって現実的なものになってきた。がん細胞の遺伝子を解析し、その結果をもとに行われるこの治療は「プレシジョン・メディシン（精密医療）」と呼ばれる。

遺伝子解析技術の進歩と同様、治療薬でも目を見張るような変革が起きている。個々のがん細胞の遺伝子変異に対応した新薬の登場だ。これまで進行がんを抑えることは難しい場合が多かったのだが、いま世界中で、従来の抗がん剤とは異なる仕組みでがんを攻撃する新薬の臨床試験が行われている。プレシジョン・メディシンの前提となる遺伝子解析と新薬については、本書の第二章で詳しく解説している。

プレシジョン・メディシンと画期的な新薬による進行がん治療の大変革を、私たちは〝がん治療革命〟と名づけた。本書のもととなった番組では三人のディレクターが全国に飛んで、進行がんと闘う患者さんや担当医の方々を取材し、がん治療の最前線でいま何が起きているのかを記録した。

ある患者さんは、検査でみつかったがん細胞の遺伝子変異に最適な薬をのみ続けた結果、がんが劇的に縮小した。その一方で別の患者さんの場合、遺伝子変異がみつかったにもかかわらず、その変異に対応する薬がまだ存在しないという厳しい現実が突き付けられていた。注目を集める治療だが、まだすべてのがんに対応できる段階ではない、という実情も目の当たりにしたのだ。

取材を通して見えてきたことがある。それは、がんに個性があるのと同様に、がんと闘う患者さんの姿勢にもそれぞれ個性があるということだ。副作用の可能性がある新薬の臨床試験を受けるかどうか決断を迫られたとき、ある人は立ち止まって考える一方で、別の人はいつも即断即決で新薬に挑戦していた。「支え」となっていることも一人ひとり違う。仕事、夫婦二人の旅行、孫の成長など、それぞれ大切にしている支えがある。その意味で本書は、がんとの向き合い方、あるいはがんとともに生きる心のあり方を記録した本ということもできる。これらの事例は第一章と第三章に記した。

取材先の一つ、北海道大学病院では、保険診療ではなく自費診療によるプレシジョン・メディシンの現状と課題を取材した。高額の費用を自己負担しながら治療を受ける患者さんの姿があり、メディカル・コンシェルジュという役割のスタッフが患者と家族を支え続ける姿があった。第四章で触れている。

番組のディレクターはプレシジョン・メディシンの先進国であるアメリカにも飛んだ。最先端の研究・診療体制を誇る全米トップクラスのがん専門病院や、遺伝子解析のベンチャー企業、人工知能とプレシジョン・メディシンを融合させて成果を上げる大学病院などを取材、日本の近未来の姿を重ね合わせた。アメリカの現状については第五章に詳しい。

放送から一年もたたず、今年（二〇一七年）六月に厚生労働省から大きな発表があった。これも第五章で触れているが、一〇〇以上の遺伝子について調べる検査が、病院は限られるものの、近い将来、保険診療として承認される可能性が浮上しているという。プレシジョン・メディシンの普及は、予想以上に速く進んでいくのかもしれない。
最後まで読んでいただければ、今後、テレビや新聞、ネットで目にするがん関連のニュースの理解が深まり、背景に何があるのか、わかりやすくなると思う。
本書によって一人でも多くの方が、最先端のがん治療の知識や、治療に向かう強い力を得られることを願っている。

それでは、〝がん治療革命〟の現場へご案内しよう。

NHKエデュケーショナル　科学健康部　プロデューサー　阿久津哲雄

第一章

肺がん患者に、甲状腺がんの特効薬？

余命二年のがん宣告

大野さとみさん（四八歳）の肺にがんがみつかったのは、二〇一二年六月のことだった。ステージ4という深刻な状況で、なおかつ手術をするのが難しい場所にがんがあり、手術での治療は不可能と診断された。何も治療しなければ余命は六か月、抗がん剤などで治療したとしても余命二年と言われた。ちなみに「ステージ」とはがんの進行度を示す数字で、0から4まであり、数字が大きくなるほど、進行度が高いことを表している。

それから五年後の二〇一七年七月、大野さんは健在だ。しかもがんの大きさはほとんど変わっておらず、一時的に、がんの大きさが半分以下になったこともある。

いったいどんな治療をしたのだろう。大野さんの五年間を振り返りたい。

大野さんの肺に異変が発見されたのは、勤務先である大阪府内の会社で受けた健康診断でのことだった。エックス線検査で影が映っており、がんの可能性もあるから精密検査を受けるよう勧められた。

大阪府内の松下記念病院で精密検査を受けた結果、やはり、がんであることが判明した。患者の体験談でよくいわれる「頭が真っ白になる」という感覚はなく、「ああ、そうなんや」

と、意外と冷静に受け止めたのを覚えている。いきなり告知されたのではなく、検査を重ねる段階でがんの可能性を聞かされ、少しずつ受け入れていたからかもしれない。

進行度がステージ4だと聞かされたときも、「治療を続けていくだけ」と、落ち込むことはなかったという。

ただ、母親に報告する際、自分で直接伝える気持ちになれなかった。母親の顔を見ることができなかったからだ。そこで、代わりに夫の裕一さんに行ってもらった。

「がんになったけど大丈夫、入院するけど大丈夫です。ちゃんと治療しますから」

裕一さんは心配させないでおこうと、そう言ったのだが、夫をがんで亡くしている母親は珍しく強い口調で、「なんで大丈夫ってわかるの?」と聞いてきた。

もともと何の根拠もなく言っているわけだから、裕一さんは返す言葉がなかった。裕一さんが帰ったあとで泣いたと、後日母親から聞かされた。

抗がん剤治療と副作用

二〇一二年七月、大野さんは松下記念病院に入院し、治療が始まった。行われた治療は、抗がん剤による化学療法である。

肺がんは、組織の違いから「小細胞肺《しょうさいぼう》がん」と「非小細胞肺《ひしょうさいぼう》がん」の二つに分けられ（51ページ参照）、前者が全体の一五～二〇％を占める。

治療方法も違う。増殖・転移が極めて早く悪性度の高い小細胞肺がんは、放射線治療や化学療法（抗がん剤による治療）が効きやすいといわれる。一方、非小細胞肺がんの場合は、早期なら手術や放射線治療などで局所治療すれば治ることもあるが、進行してしまった場合には、やはり抗がん剤による治療が中心になる。

大野さんの場合は、非小細胞肺がんではあるが、かなり進行しており、しかもがんの組織が手術には難しい場所にあったため、初めから化学療法ということになったのだ。

処方された抗がん剤は、シスプラチン、アリムタ（一般名ペメトレキセド）、アバスチン（同ベバシズマブ）。これを六クール行うという治療方針が立てられた。クールとは、この場合でいえば三種類の抗がん剤を投与したあと、副作用の状態を確認しながら体力の回復を待つために、薬を投与しない休憩日を三週間とる――というパターンを一セットとして、同じことを六回繰り返すということだ。

医師から言われてはいたが、副作用が強かった。吐き気があり、匂いに敏感になったので食事の時間が苦痛だった。四人部屋だったので、食事時間は匂いのしない部屋に避難したほどだ。副作用がひどい間は食事があまり喉を通らなかった。また倦怠感がひどく、ほぼ寝たきりの状態だった。

「がんのような悪玉をやっつけるんやから、これぐらいしんどいのはしかたないやろ」

自分に言い聞かせながら頑張った。主治医から薬は効いていると言われていたし、体力のあるうちに強い薬をやっておこうという気持ちもあった。だから、なんとか所定の六クールをやり切った。翌二〇一三年三月からは、タキソテール（一般名ドセタキセル）とアバスチンを八クール行うことになった。

実はこの頃、それまでの主治医が転勤。別の主治医に交代したのだが、その医師が、あるプロジェクトにがん細胞の遺伝子検査を依頼してみてはどうか、という提案をした。そのプロジェクトには、国立がん研究センター東病院（千葉県柏市）など全国の名だたる医療機関が参加していた。

この提案により大野さんは、従来のがん治療とはまったく違った、最先端のがん治療を受けるチャンスを得ることになる。のちにさとみさんの母親が、新しい主治医のことを「命の恩人」と感謝するほどの治療効果をもたらすのである。

最先端のがん治療

がんとは、正常な細胞の遺伝子に傷がついて変異《へんい》を起こし、異常な細胞になることで発生し、その異常な細胞が無制限に増えてしまう病気である。最先端治療では、そのがんの原因となる遺伝子変異を専用の装置で解析《かいせき》して突き止め、最適な治療薬を選び出す。

これまでのように、がんの部位やタイプに応じて、使う抗がん剤を決める治療では、がん細胞だけでなく正常な細胞も傷つけることがあり、強い副作用を伴うことがあった。しかし、遺伝子解析にもとづいた治療では、原因となる遺伝子をもつがん細胞をピンポイントで狙うタイプの薬を使うため、高い確率で効果がのぞめ、副作用はあっても比較的軽いことが多い。

この治療は、精密で的確な治療が可能になるという意味で、「プレシジョン・メディシン」(precisionは「精密」、medicineは「医療」の意)と呼ばれている。

従来とはまったく違う角度からの治療方法。「がん治療革命」といってもいい大きな変化が、いま世界中で始まっている。

巨大プロジェクトの幕開け

先進国はアメリカである。オバマ前大統領がこの先端治療に注目し、二〇一五年一月の一般教書演説のなかで、プレシジョン・メディシンを国家戦略と位置づけると発表した。

「プレシジョン・メディシンは、これまでにない大きな医療のブレークスルーとなるでしょう」という大統領の演説のあと、アメリカは二〇一六年、国立がん研究所（NCI）に七〇〇〇万ドルの予算を投じ、二〇〇〇以上の病院で大規模な臨床試験を開始した。

日本でも、同様のプロジェクトがスタートした。それがSCRUM-Japan（スクラム・ジャパン）というプロジェクトである。

発足したのは二〇一五年。それより二年前の二〇一三年に、希少肺がんの患者の遺伝子を解析し、新しい薬の開発につなげるために、全国の医療機関が一体になって組織したLC-SCRUM-Japanがあった。

大野さんのがん細胞の遺伝子を解析したのはこのプロジェクトだ。

その後、大腸がんでも同様に患者の遺伝子を解析し、新薬の開発につなげようというプロジェクトGI-SCREEN-Japanが誕生した。間もなく両者が統合し、スクラム・ジャパンとなったのだ。現在スクラム・ジャパンには全国二四五の病院と一六の製薬会社が参加し、「治験《ちけん》」を展開している。

「治験」とは、新薬の製造・販売に関して国の承認を得るために、実際の患者を対象として、その薬の安全性や有効性を評価する臨床試験のことである。海外では承認されていても日本では未承認の薬や、すでに日本で承認されている薬でも、承認されている部位とは違う部位について効果が期待できそうな場合などにも、治験が行われる。

スクラム・ジャパンがカバーするがんの種類は、いま説明した設立経緯からもわかるように、まだ肺がんと、大腸がんなどの消化器がんに限られている。それでも、進行した肺がんと大腸がんなどの患者四八〇五人の一割以上にあたる七〇〇人以上に、薬の効果が期待できる遺伝子変異をみつけ出した。

現時点では、治療効果の期待できる薬が存在する遺伝子変異の数はおよそ二十数個といわれ、この数は、新薬が開発されるとともに、今後増えていくだろうと見込まれている。

どんな遺伝子変異があるのかを解析する装置が進化して、多くの遺伝子変異を短時間でみつけ出すことができるようになるとともに、みつかった遺伝子変異を手がかりとして、従来型の抗がん剤とはまったく異なる仕組みでがんを攻撃する「分子標的薬《ぶんしひょうてきやく》」（54ページ参照）や「免疫《めんえき》チェックポイント阻害剤《そがいざい》」（59ページ参照）などの画期的な新薬が、次々に開発されているからである。

分子標的薬を試す

プレシジョン・メディシンがなぜ画期的なのか、その詳細については第二章に譲るとして、主治医から遺伝子検査を打診された大野さんに話を戻そう。

大野さん夫妻は、費用の負担もなく、治療のためになるのならと遺伝子検査を承諾した。

実は、大野さんにとって遺伝子検査は初めてではない。肺がんの診断の際に、肺がんにかかわるおもな遺伝子の検査は受けていたのだ。

検査の対象はＥＧＦＲ《イージーエファール》（上皮増殖因子受容体）と呼ばれるたんぱく質の遺伝子と、ＡＬＫ《アルク》

融合遺伝子《ゆうごう》（異常な遺伝子の一つ）だった。

しかしこのとき、大野さんの肺がんでは、この二つの遺伝子変異はみつからなかった。主治医がスクラム・ジャパンの遺伝子解析を利用しようと思ったのは、それ以外の遺伝子に変異がないかを調べるためであった。もしあれば、まだ承認されていない薬の治験に参加できるかもしれなかったからだ。

一か月後の二〇一三年四月、遺伝子解析の結果が出た。果たして、異常な遺伝子の一つであるRET《レット》融合遺伝子がみつかった。このタイプの肺がんには、カプレルサ（一般名バンデタニブ）という分子標的薬が効果的であることがわかっていた。カプレルサはもともと甲状腺がんに使う薬だが、肺がんに使うための治験が進んでいたのだ。

しかし当事者であるさとみさんは、この薬が「治験中」なので少し躊躇《ちゅうちょ》した。効果や安全性が十全には保証されていない治療薬であることに不安を感じたためだ。ただ、甲状腺がんの人はのんでいるのだから大丈夫だろうと思い、周囲の人に相談してみると、「それはいい機会だから、のんでみる価値はあるよ」と勧められ、次第に前向きになった。

治療は場所を変え、兵庫県立がんセンターで行われることになった。同センターがカプレルサの治験の実施施設だったのだ。

二〇一四年一月、一日二錠のカプレルサ服用が始まった。

副作用はどうだったのか。

「全然なかったです。ほんまに元気で、普段は自分が病気だというのも忘れられるぐらい、副作用を感じることなく過ごせました」

ただ、直射日光には当たらないように注意していた。カプレルサの副作用の一つとして、皮膚が光線に対して過敏になり、皮膚炎を起こす場合があるからだ。

腫瘍が半分以下に縮小

効果も、極めて希望がもてるものだった。

効果の高さをわかりやすくするために、治療を始める前の様子を振り返っておこう。

がんの原発巣《げんぱつそう》、いわば親玉のがんの塊が肺にみえる。測る場所によっても違うが、原発巣の細胞塊《さいぼうかい》の長径は六八㎜ぐらいある。また、肺のあちらこちらにも転移しているところがみられ、反対側の肺にも転移している部分がみてとれる。加えて、胸膜にもがん細胞が

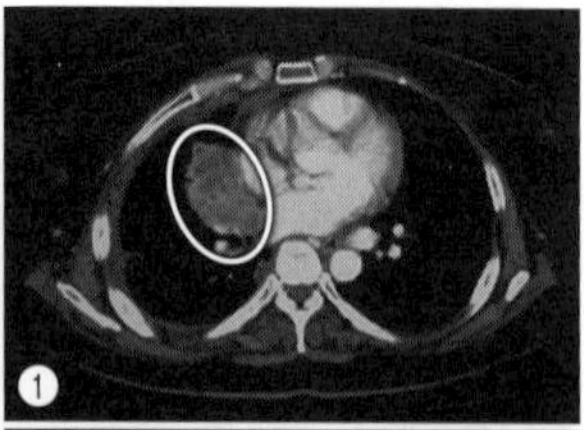
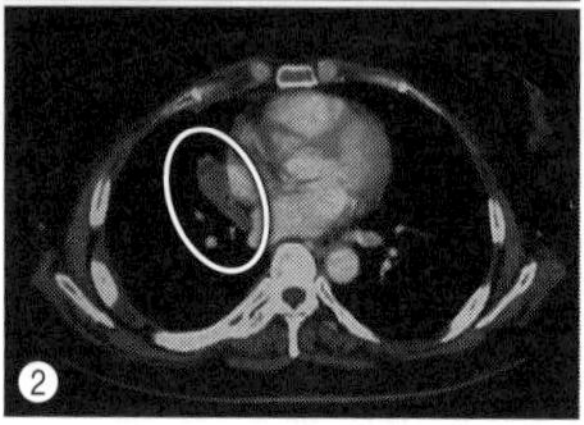
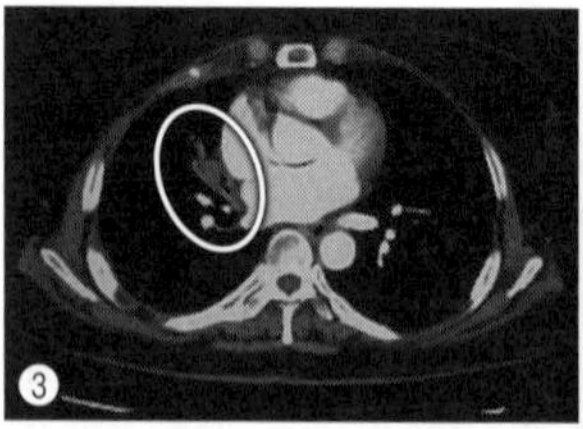
大野さんの肺のCT画像。①カプレルサ服用前、原発巣（丸囲み部分。以下同）の長径は68.1㎜もあったが、②服用後1か月で45.3㎜になり、③服用から2か月たって41.7㎜に縮小した

散らばり、胸膜《きょうまく》播種《はしゅ》という状態になっている。

それがカプレルサ服用後どうなったか。最初の一か月で、原発巣の長径は六八・一㎜から四五・三㎜に縮小、そして二か月後には、四一・七㎜の大きさになった（上の画像参照）。

兵庫県立がんセンターの主治医によれば、「がんの大きさは長径で測るので、数字だけをみるとさほど小さくなっていないように思えるかもしれませんが、画面をみれば小さくなっているのは明白です。転移した部分は造影剤もほとんど入らないほど小さい。言ってみれば、ほぼ痕跡のような状態になっています」ということだ。

大野さんはその画像をみて歓喜した。

「いやー、ほんまにちっちゃくなってしまって。

このまま消えてしまうんと違う？　先生。もうすごいとしか言いようがない。ありがたい。もうほんまにありがたい限り」

さすがに医師は冷静で、〝このまま消えてなくなるのと違うか？〟という発言には、「いや、それはない」と釘を刺したけれど、大野さんはそんなことは気にならないぐらい嬉しく、「奇跡だ」と思った。

その後も、がんはどんどん小さくなっていった。胸膜に散らばっていたがん細胞も減っていき、やがてみえなくなり、それとともにたまっていた胸水も減っていった。そのほか、肺の中にもみられた転移箇所もほぼきれいになくなっていた。

医師にとっても、肺がん患者にカプレルサを処方したのは初めてだったので、「こんなに効いてくれるのか」と驚くとともに、スクラム・ジャパンというプロジェクトができてよかったと思った。

分子標的薬に耐性ができる

しかし喜んでばかりもいられなかった。がんが、分子標的薬に対して耐性をもち始めたのだ。抗生物質に対して耐性菌ができて、やがて効かなくなるように、カプレルサを使い続けると、がんが耐性を獲得してしまう。

大野さんの場合も徐々に効果が弱くなり、一〇か月で服用を中止した。医師からは、いちばん小さくなった状態から二〇％大きくなった段階で治療は終了と言われた。

大野さんは、よく効くわりに副作用の少ない薬だったので、もう少し使いたいとも思ったが、夫の裕一さんもあきらめきれず、「何とか続けられませんか」と、医師に食い下がったが、治験のルールがあるため、「それは無理です」ときっぱり言われた。

しかしタイミング良く、レンビマ（一般名レンバチニブ）という分子標的薬の治験が始まった。これもカプレルサ同様、甲状腺がんに対する治療薬だが、ＲＥＴ融合遺伝子のあるがんであれば、別の部位のがんであっても有効であろうと推測されるため、治験を行うことになったのである。

カプレルサの治験が終わり、がっかりしていただけに、大野さんは嬉しかった。しかし一方で、ＲＥＴ融合遺伝子のある患者がほかにもいるなかで、「私ばかりが治験を受けていいのか」という思いもあり胸中は複雑だったという。

副作用に悩まされる

二〇一五年二月、レンビマの治療が始まる。

同じ分子標的薬なので、カプレルサのような効き方かと思っていたら、違った。強い副作用があった。血圧が上がり、薬で血圧をコントロールしなければならなかった。吐き気が止まらないのもつらい。食べられなくなり、体重が二〇kg落ちた。どちらかというと少しふっくらした顔立ちが、ほっそりしてしまった。

副作用のわりに効果は期待したほどではなく、がん細胞を劇的に小さくする作用はなかった。医師によれば、やや小さくはなっているが、「がんの大きさを安定させた」という表現がしっくりくる程度の効き具合だ。

胸膜への播種は小さくなったり消えたりしているので、派手な効き方ではないが、「効いている」といえる結果ではあった。

しかし、レンビマも治療開始から一〇か月で、本来の効き方をしなくなった。

このときは、ほかに効果を期待できる分子標的薬の治験が予定されていなかったため、二〇一六年一月から従来型の抗がん剤による治療を続けることにした。幸い、一時的には効果があり、全部で六クールの治療を八月まで続けることができた。しかし、その後の検査でがんが進行していることがわかる。

二〇一六年一〇月三日、大野さんは兵庫県立がんセンターでCT（コンピューター断層撮影）検査を受けたうえで、新たな主治医となる里内美弥子医師（同センター呼吸器内科部長）の診察に臨んだ。

「いちばん気になっているところから話をさせていただきますけど」

里内医師はそう前置きして、四枚ほどのCT画像を比較しながら問題の部分を指摘した。

「リンパ節が腫れているんです、心臓の横ね」

大野さんも一緒に画像を目で追っている。

「飛んでたんや！」

がんが転移していたのだ。心臓の周りにたまる心嚢液《しんのうえき》（心臓の周りを取り囲む袋と心臓との間に存在する液体）が目立っていることもわかった。この状態が続くと、心臓の動きが悪くなり、がん性心膜炎という状態になってしまう。

里内医師はさらに、胸膜播種が増え始めていることやお腹のリンパ節が腫れていることも付け加えた。

「悪さしとるね、先生」

大野さんは、がん細胞が再び増殖を始めた様子をみてそう言った。大野さんはどんなときも弱音は吐かない人である。やや残念そうな顔はするが、つらいなどという言葉はあまり口にしない。がんとはこういうものだ、という諦念《ていねん》のようなものがある。この診察のときも「なんかあるだろうと思っていたから、まあこれぐらいで済んで……」と口にした。

いつも明るく振る舞っており、悲しんでいる暇があったら前を向いて、次の治療に進もうというのが基本的な姿勢だ。

新しい薬の治験に参加

このとき、幸運にも別の分子標的薬の治験が始まっていた。

里内医師が次なる治験薬として示したのは、アレセンサ（一般名アレクチニブ）である。基本的には、がん細胞の中にＡＬＫ融合遺伝子がある、切除不能な進行した肺がん、あるいは再発した非小細胞肺がんの患者に使う分子標的薬だ。

アレセンサはすでに多くの肺がん患者に使われ、よい成績を上げていた。ただ、同じ肺がん患者でも、ＲＥＴ融合遺伝子がある患者には使えなかった。

しかし、ＲＥＴ融合遺伝子をもつがん細胞を移植したマウスにアレセンサを使った実験があり、効果が確認されていたのである。そこで次の段階として治験を行うことになったわけだ。

伝えられた治験のメリットとデメリット

里内医師は、治験を受けるメリット、デメリットについて、大野さんに伝えた。

まずメリットに関しては、データ上、場合により効果が期待できるということだった。しかし「効くかもしれない」というレベルなので、効果の程度は「がんの進行が一時的に止まる」から「小さくなる」まで幅が生じる、という但し書きがつく。ただ、それは治験が終わらないとわからない。

一方、デメリットに関しては、検査の多さであろう。里内医師は、治験となった場合に、大野さんに協力してほしいことを伝えた。

・効果判定のために、ＣＴやＭＲＩ（磁気共鳴画像）、腫瘍マーカーなど、体のチェックを定期的に行うこと。
・アレセンサが血中に入っていく過程をみるために、採血を一日に合計八回行うこと。薬の服用前と、服用して三〇分後、一時間後、二時間後、四時間後、六時間後、八時間後、一〇時間後である。

大野さんは、この回数の多さに少し驚いていた。
副作用についても、以下のように伝えられた。
・血液中のビリルビン値が増える、つまり黄疸《おうだん》が出る場合があるということ。
・味覚障害（食べられないというほどではなく、たとえばからしの味が少しおかしいと感じる程度）の可能性があること。
・発疹や肝機能障害、便秘の可能性があること。
・筋肉痛が生じる確率が一〇～二〇％ほどあること。
・気管支性肺炎の可能性があること（一・七％の確率だが致死的になることもある）。

最後に治験の費用を告げられた。

治験には一般的に、研究開発のために「製薬メーカー主導」で行う場合と、患者のために薬を届けたいという「医師主導」で行う場合の、二つのケースがある。

レンビマは製薬メーカー主導の治験だったが、アレセンサは医師主導で行われるものになる。製薬メーカー主導の場合は、薬の費用は当然だが、交通費や入院費も支給されるケースが多い。しかし医師主導の場合、薬の費用はかからないが、交通費や入院費などについては製薬メーカーからは支払われないので、その分は患者が負担しなければならない。ただ、入院費などについては、他のケースと同じように健康保険が適用されることになる。

里内医師はそうした情報を大野さんに伝えたうえで、最終的に治験を受けるかどうかを判断してもらった。

やはり、大野さんは治験を選んだ。

「新しい薬が出てきてくれることは希望です。ありがたい、ほんまにありがたい限り。従来の薬で治療を続けていっても、しばらくは生きていけるのだろうけど、いまは新しい薬のほうが希望の光がみえるし、励みにもなります。頑張ろうとも思います」

貧血で治験が始められない

しかし、アレセンサの治験にはなかなか参加できなかった。大野さんに貧血の傾向があったからである。

がん患者なのだから、健康状態が悪いのは仕方がない。少々無理してでも治療に入れないのか、と傍目《はため》には思ってしまう。里内医師も、「私もすごく残念です」と言う。「一般的には待っている時間が長くなればなるほど状態は悪くなるし、早く次の治療に切り替えたいという気持ちはあります」（里内医師）

しかし、こと治験の場合、そうした感情論を差し挟むと、目の前の患者だけでなく、そのほかの多くの患者を救う道をふさぐ恐れさえ出てくる。

里内医師は次のように話す。

「治験に協力してくださる患者さんにその薬がうまく合えば患者さんにとって救いになりますが、治験の目的はそれだけではありません。その先には、承認されてもっとたくさんの人に薬を届けるという大切な目的があります。たとえば、治験が始まったあとに体に何か大きな異変が起きたときは薬の副作用が疑われ、それが治験の結果に影響することがあります。あるいは治験を受けていた人が死亡してしまうと、治験自体が中止に追い込まれることもあります」

重篤な副作用がある薬の開発が中止されるのは当然だが、そうではなく、治験を受けた患者に別の疾患や全身状態悪化などの要因がある場合、薬の副作用とはいえない症状を、副作用と見誤る恐れがある。そのような可能性を最小限に抑え、薬の効果を正確に判断するため、治験に参加する患者には、全身状態が一定の条件を満たしているなどの適格基準が設けられているのだ。

アレセンサは、ALK融合遺伝子をもつ肺がん患者にはすでに承認されているが、RET融合遺伝子をもつ患者への適応に関して承認されているわけではない。だから、治験は安全性や有効性を入念に確認したうえで進めなければならない。残念だが、このときの大野さんの体調では治験の条件をクリアできなかったということだ。

がん治療のために、体調の回復を待つ

一般的に一定期間を置けば回復するものだが、大野さんの場合、ヘモグロビンの数値が

治験に参加できる基準値に満たず、六・八g／dLまで下がってしまうこともあった。鉄分の点滴をしたり、貧血の薬を服用したりしたが、なかなか改善しない。

「こうして待っている間に、悪くなっていたらどうしようと思いますね。体の中がちくちくしたりとか、ひどい痛みではないですけど、そういう症状がだんだん増えてくるので、早く薬を始めたいな」

こうした体のわずかな変調に加えて、貧血状態が改善しないという予想外のことが重なると、普段は前向きな大野さんでも、いろいろなことが不安になってくるようだった。

「(これまでの薬では) けっこうがん細胞が縮小して効いていたんですけど、やっぱりだんだん体が受けつけなくなってくるんですね。自分はのみたい気持ちはあるけど、薬に慣れてくるんですかね」

ようやく治験への参加がかなったが

貧血状態が改善し、ようやくアレセンサの治験に参加できたのは一〇月も下旬のことだった。幸いにも副作用は少なく、治療効果にも期待がもてそうだった。

しかし治療開始が後ろにずれたことで、大野さん夫婦はある「楽しみ」の予定を変更しなければいけないと考え始めていた。

旅行に行く計画を立てていたのである。

二人は高校時代に知り合って結婚した仲良し夫婦だ。治療の合間を縫って沖縄本島、石垣島、壱岐、東京、島根、あるいは韓国にも飛んで、旅行を楽しんでいる。

ここ一〇年、毎年のように行っているのが宮古列島の伊良部島《いらぶ》。「日本の渚百選」にも選ばれた「佐和田の浜」を見に行くのがなにより楽しみだという。隣接する下地島《しもじ》では、パイロットの飛行訓練科目の一つである「タッチアンドゴー」が行われており、飛行機好きの大野さんにとっては、それを間近で見られるのも旅の楽しみの一つである。

当初、アレセンサの治療が一段落すると考えていた二〇一六年一一月一日から五日にかけて予約しておいたのだが、実際には治療スケジュールに合わせて一一月の下旬に変更し、訪れることにした。

伊良部島で出迎えてくれた人が本書のもととなった番組を見てくれていたらしく、「奇跡の人」と言われたという。五年前にステージ4だった大野さんが、治療に励んで元気に

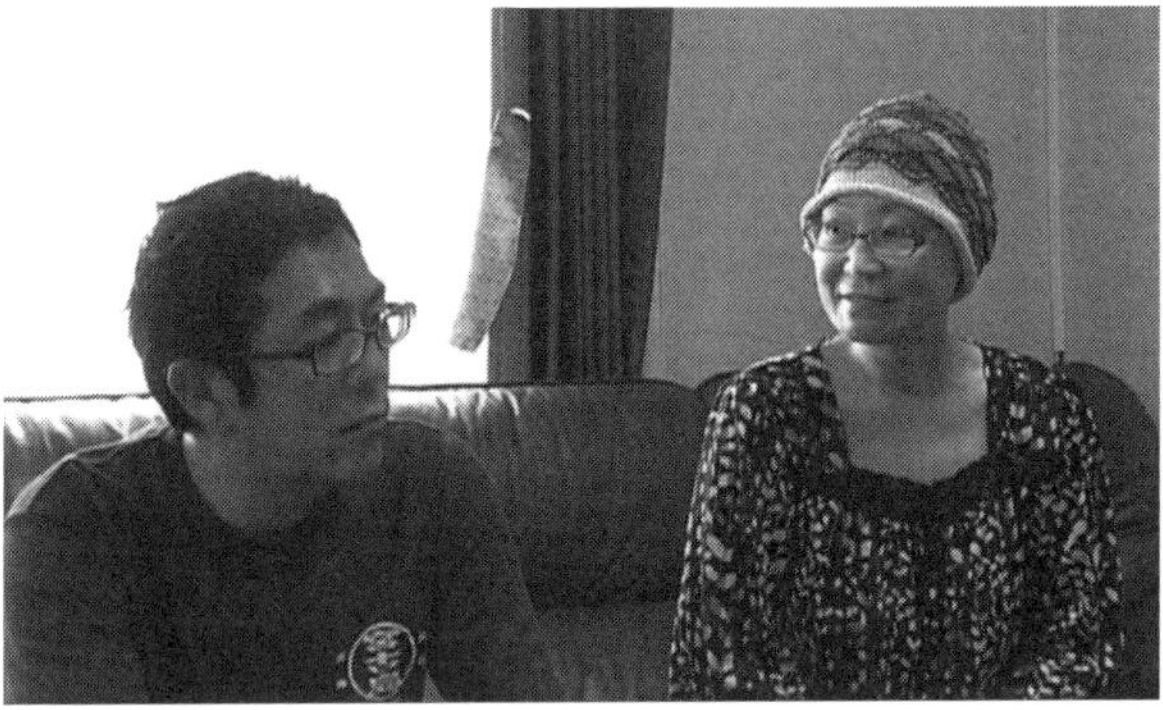
大野さんと、夫の裕一さん

伊良部島に姿を見せたことへの驚きが、この言葉になったようだった。

さて、期待のアレセンサはどうだったのだろう。

ほとんど副作用に悩まされることはなかったが、三週間に一度行われる効果判定の三回目で、まったく効果がないことが判明してしまった。服用開始からわずか二か月後の一二月下旬、里内医師はやむなく中止を決定した。一般には効果が大きいとされる分子標的薬だが、やはりケース・バイ・ケース。効かないこともあるということだ。

結婚二五周年を沖縄のホテルで

明けて二〇一七年、大野さんは気持ちを切り替え、治療も従来型の抗がん剤を使ったものに切り替えた。TS-1（一般名テガフール・ギメラシル・オテラシルカリウム配合剤）という経口剤と、ジェムザール（一般名ゲムシタビン）という点滴薬の併用である。

最初は効果がみられなかったが、六月には少しがんが小さくなり、影が薄くなってきた。治療後二～三日は倦怠感などの副作用にさらされるが、四週間のうち一週間は抗がん剤を休めるので、旅行などで気分転換をしている。

病状に合わせて分子標的薬を使いながら闘病を続けてきた大野さんだが、「余命二年」と言われたにもかかわらず五年たった今でも元気でいられるのは、プレシジョン・メディシンという画期的な医療を受けられたからにほかならない。進行したがんに苦しむ患者が救われる時代が到来したのだ。

大野さん夫婦には一つの目標がある。

それは、二〇一八年に迎える結婚二五周年に、沖縄本島のお気に入りのホテルでお祝いをすることである。結婚二〇周年のときに沖縄を一緒に旅したのは、がんを告知され、治療を始めたあとだった。思い出の同じホテルで写真を撮ろうと誓い合っている。

第二章　プレシジョン・メディシンという革命

プレシジョン・メディシンの登場

英語のprecisionという語には、「精密」「正確」「的確」などの意味がある。したがって、「プレシジョン・メディシン」は「精密医療」または「最適医療」と訳される。ごく簡単にいうと、「それぞれの患者に合った最適な治療を行う医療」ということになるだろうか。がん患者だけではなく、あらゆる病気の患者がその対象とされる。

最適な治療を行う――そんなことは当たり前ではないか、と思われるかもしれない。しかし、「それぞれの患者に合った」治療を選ぶことは、実はとても難しいことなのだ。患者は一人ひとり体質などが違うし、がんの場合なら、同じ臓器のがんでも患者によって原因となる遺伝子変異が違う場合があるからだ。

では、プレシジョン・メディシンとはどのようなものなのか、詳しくみていこう。

現在、プレシジョン・メディシンが最も進んでいるのが、がん治療の分野だ。いままでよりはるかに、高速かつ安価に遺伝子を解析することができる「次世代シーケンサー」と呼ばれる装置が登場したことによって、患者のがん細胞の遺伝子変異を突き止めることができるようになった。そのため、それぞれの患者のがんの性質がよくわかるようになってきた。この章では、がん治療のプレシジョン・メディシンとはいったいどのようなものなのかを説明したい。その前に、そもそも「がんとは何か」を解説しておこう。

がんの原因は遺伝子の傷

ヒトの体は、およそ三七兆個の細胞からできていると考えられている。もともと、それぞれの細胞は核の中に同じ配列のＤＮＡをもつ。ＤＮＡとは二重らせん構造をもつひも状の物質で、その中に遺伝情報を保持している。いわば「生命の設計図」だ。このＤＮＡ配列のなかでたんぱく質の合成などにかかわる部分を「遺伝子」と呼ぶ。ヒトの遺伝子の数はおよそ二万数千といわれる。

では、がん細胞はどのようにして生じるのだろう。

たとえば、皮膚に夏の強い紫外線が当たったとしよう。あるいは肺にたばこの煙が入ったとする。紫外線や煙の成分は、ときに、皮膚や肺の細胞核の中にあるＤＮＡの配列を変え、遺伝子に傷をつける。しかし、細胞にはもともとＤＮＡを修復する能力が備わっているため、少々の傷であれば通常、きれいに修復され、細胞は正常に保たれる。

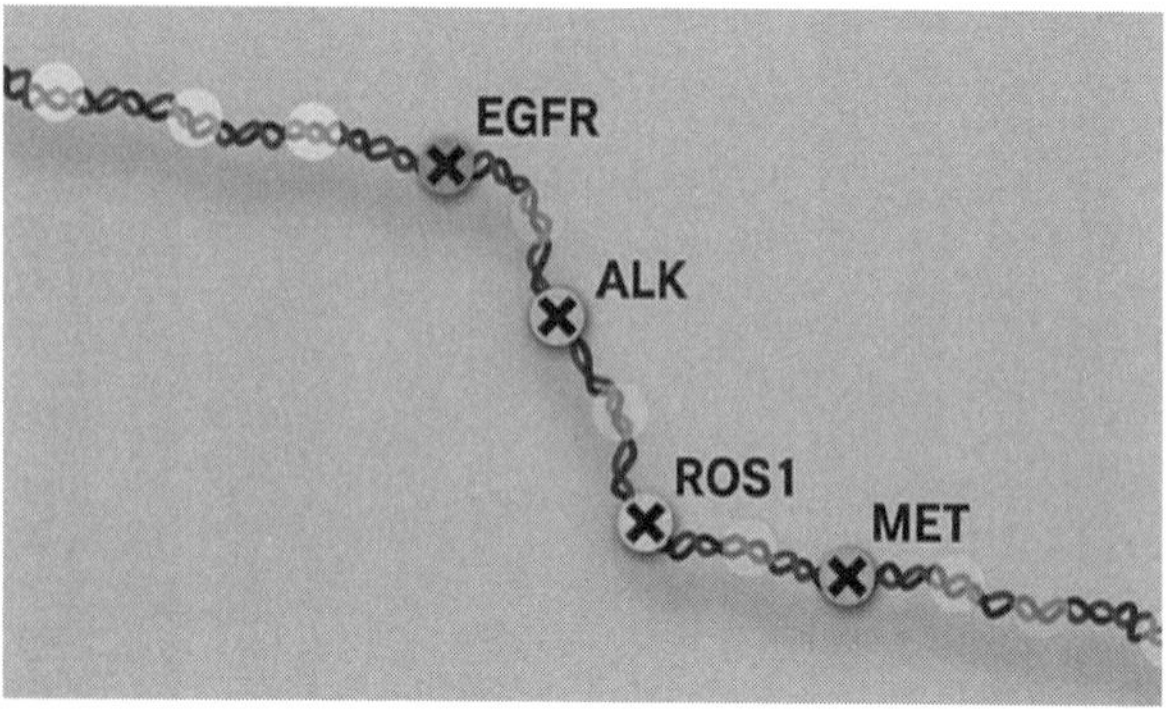

ヒトのDNA上には2万数千個の遺伝子(薄い丸の部分)があるが、細胞分裂の際に複製がうまくいかないこともある。遺伝子の傷が蓄積することで遺伝子変異が生じる。EGFR、ALK、ROS1、METは肺がんに関与するたんぱく質や遺伝子の代表格で、これらに異常(×印)が生じると細胞のがん化が始まる

ただ、長期間にわたって強い紫外線が繰り返し当たったり、頻繁にたばこの煙にさらされたりすると、皮膚や肺の細胞のなかには傷を修復しきれないものが出てくる。その細胞にさらに紫外線や煙が追い打ちをかけて遺伝子の傷が蓄積していくと、正常だった細胞が、がん細胞に変化することがあるのだ。

このようにＤＮＡ配列が変わると、遺伝子に傷がつく。これを「遺伝子変異」と呼ぶ。遺伝子変異が生じると、変異した遺伝子から異常なたんぱく質がつくられるようになる。この異常なたんぱく質が原因となって、異常な細胞増殖が始まる。これが、がん細胞の誕生である。

がん細胞は抑制がきかず、無秩序に増え続け、細胞塊が大きくなっていく。やがて周囲の臓器にしみ出したり（浸潤《しんじゅん》）、体のあちこちに散らばったり（転移）する。こうして徐々にがんが体の中に広がり、内臓や脳、骨、血液などの本来の機能を侵していく。

がん遺伝子と、がん抑制遺伝子

とはいっても、遺伝子についたすべての傷ががん細胞に結びつくわけではない。がん細胞に変わるきっかけとなるのは、「がん遺伝子」や「がん抑制遺伝子」と呼ばれる特定の遺伝子にできた傷だ。

がん遺伝子とは聞きなれない言葉だが、正常な細胞がもっている遺伝子のなかで、変異すると、細胞の異常増殖を引き起こす遺伝子のことを指す。いったいどのようなものか。

世界で初めてヒトのがん遺伝子を特定したのは、アメリカ・マサチューセッツ工科大学のロバート・ワインバーグ博士である。ワインバーグ博士はヒトの膀胱がんの細胞からDNAの断片をいくつも取り出し、マウスの正常な細胞に一つひとつ導入したところ、そのうちの一つががん細胞に変化した。そこから回収したヒトの遺伝子を解析した結果、

「ＲＡＳ《ラス》」という遺伝子が変異していることを発見した。この実験から、ＲＡＳ遺伝子に起きる変異が、がん化を引き起こすことを証明したのだ。一九八二年のことだ。

では正常なＲＡＳ遺伝子は、もともとどのような働きをもっているのだろうか。ＲＡＳ遺伝子は、正常な細胞が分裂する際に働く重要な遺伝子の一つだ。この遺伝子からつくられるたんぱく質ＲＡＳ（通常、遺伝子と、その遺伝子がつくるたんぱく質は同じ記号で記される）が、細胞分裂が必要なときだけ、「分裂せよ」という指令を出す。

しかし、ＲＡＳ遺伝子の配列の重要な部分が何らかの原因で一か所でも変わってしまうと、それ以降つくられる変異したＲＡＳたんぱく質は、制御が効かなくなり、「分裂せよ」という指令を出し続けてしまう。これががん化の始まりだ。

このように、ＲＡＳ遺伝子のＤＮＡ配列のたった一か所に起きた変異が、がん化を引き起こす。それゆえＲＡＳは「がん遺伝子」と呼ばれるのである。

さらにワインバーグ博士は一九八六年、ある遺伝子がなくなると、がん化が起きてしまうことも発見した。「ＲＢ」と呼ばれる遺伝子である。ＲＡＳ遺伝子とは逆に、細胞の分裂を抑える役割を担っている。遺伝的にＲＢ遺伝子に異常がある人がいるが、こうした人は「網膜芽細胞腫《もうまくがさいぼうしゅ》」というがんに侵されやすいこともわかっていた。

こうしたことから、RB遺伝子はがん化を抑制する働きをしていることが判明し、「がん抑制遺伝子」と名づけられた。RB遺伝子は網膜芽細胞に限らず、あらゆる細胞のがん化を抑制する。

ワインバーグ博士は、ヒトのがんが増殖する際の、アクセルに相当する「がん遺伝子」と、ブレーキに相当する「がん抑制遺伝子」の両方を発見したわけである。その後、世界中の研究者の取り組みによって、現在までに数百のがん遺伝子、一〇〇前後のがん抑制遺伝子がみつかっている。

従来型の抗がん剤が効く仕組み

がんが発生する仕組みについて、おおむね理解していただけただろうか。さて、本題のプレシジョン・メディシンについて説明したいところだが、その前にもう一つ知っておきたいことがある。従来型の抗がん剤の仕組みについてだ。「従来型」といっても過去の話ではない。現在も広く一般的に使われているがん治療薬のことである。

いったいどのような仕組みでがんに効くのだろう。

従来型の抗がん剤は、「盛んに分裂する」というがん細胞特有の性質を抑え込む特徴をもっている。分裂の盛んな細胞のＤＮＡの複製などを阻害し、がんの増殖に歯止めをかける仕組みだ。代表的な種類として「代謝拮抗剤《たいしゃきっこうざい》」「アルキル化剤」「白金製剤《はっきんせいざい》」などがある。それぞれが、さまざまな方法でがん細胞を殺そうとする。そのため、こうした抗がん剤は「殺細胞性《さつさいぼうせい》の抗がん剤」、または「細胞障害性の抗がん剤」という呼び方をされる。

副作用という宿命

実はこれらの抗がん剤の多くは、偶然に発見された「正常な細胞を傷つける物質」の研究成果をもとにして開発されているため、がん細胞と正常な細胞を区別することが難しい。増殖の盛んな細胞をすべて攻撃する性質があるため、がん細胞だけでなく、骨髄（血液をつくる）、毛髪をつくる細胞、皮膚や腸など、盛んに増殖している正常な細胞まで攻撃してしまう。これが、吐き気やだるさ、食欲不振、脱毛、手足のしびれなど、患者を苦しめる副作用の原因となる。

以前は「治るためならつらい副作用は我慢しなくてはならない」といった考え方もあったが、最近では、副作用を抑えるための治療（支持療法）が充実してきている。

たとえば、最大の進歩は吐き気の予防だ。肺がん、胃がん、頭頸部《とうけいぶ》がん（咽頭《いんとう》がん、鼻腔《びくう》がんなど、脳を除く首から上にできるがんの総称）などに広く使われている抗がん剤シスプラチンは、ひどい吐き気を引き起こすことで知られていたが、吐き気を抑える新薬が次々と開発され、高い確率で予防できるようになってきた。とはいえ、従来型の抗がん剤すべての副作用を抑えるのは難しいというのが実情だ。

従来型の抗がん剤の効果

では、従来型の抗がん剤はいったいどの程度がんに効くのか。「抗がん剤が効く」と聞いたら、「がんが完全に治る」とか「がん細胞が一〇〇％消えてなくなる」と期待するかもしれない。だが、残念ながら一部の場合を除いて、それは正しくない。

「効く」とは通常、「がんは治らないが寿命が延びる」、もしくは、「寿命は延びないけれど、がんが小さくなり、身体が楽になる可能性がある」ということを指している。

臨床試験で、抗がん剤を使った患者のグループと使わなかった患者のグループを比較した場合に、使った患者のグループの寿命が一か月でも長ければ、その薬は延命効果があるとされ、使われる。つまり抗がん剤は、多くの場合、完全にがんを消し去るのではなく、延命効果を期待して使われるものなのである。

また、「奏効率《そうこうりつ》」という言葉を聞いたことがあるかもしれない。抗がん剤や放射線などで治療をしたあとに、がんが小さくなったか、がんが消滅した患者の割合を意味する。殺細胞性の抗がん剤の奏効率は、がんの種類にもよりさまざまだが、平均で数割といわれている。いわば「当たり外れ」のある治療なのだ。つらい副作用に耐えたのに、効果がなかったという結果に終わる可能性もある。

もっとも、だからといって従来型の抗がん剤は避けるべきだ、ということにはならない。最近では副作用の発生を抑えた薬も生まれているし、がんの種類によっては、高い効果を見込める薬も開発されている。

そもそも、分子標的薬などの最新の治療薬は、まだまだ対応可能ながんの種類が少ない。いまのところ、従来型の抗がん剤を避けたくてもほかに治療薬がないケースが多い、というのが偽らざる現実である。そうした事情を踏まえたうえで、プレシジョン・メディシンについて詳しくみていくことにしよう。

肺がんのプレシジョン・メディシン

治療効果に当たり外れのある従来型抗がん剤のデメリットを打破しようとして生まれたプレシジョン・メディシン。がん治療において、この先端的な医療はどのように展開されるのだろうか。ここでは、肺がんを例に説明する。

第一章の大野さんの事例で肺がんに触れたが、肺がんには「組織型《そしきけい》」という分け方がある。患者から取り出したがん細胞を顕微鏡で確認するのだが、がん細胞の形や集まり方など「見た目の違い」をもとに分類したのが組織型である。

肺がんは「小細胞肺がん」と「非小細胞肺がん」に分けられる。

それぞれ特徴が違って、小細胞肺がんは転移しやすい特徴をもつ。非小細胞肺がんはさらに大細胞肺がん、肺扁平上皮《へんぺいじょうひ》がん、肺腺《せん》がんに分類される。大細胞肺がんは増殖スピードが速く、肺扁平上皮がんは喫煙者に多い。肺腺がんは罹患率に男女差がなく（ほかの肺がんは男性の比率が高い)、せきやたんなど肺がんの症状が出にくい。

このなかで日本人に最も多いのは、非小細胞肺がんの肺腺がん。肺の末梢(気管支の細い部分)に発症することが多く、肺がん全体の六割ほどを占める。大野さんはこのタイプだ。

従来は臓器別または組織型別に、使う抗がん剤を決めていた。たとえば「肺腺がんの患者だったら、この抗がん剤を使う」というやり方だ。

ところが、それぞれの患者のがん細胞を、前述の「次世代シーケンサー」と呼ばれる遺伝子解析装置で詳しく調べてみると、これまで「肺腺がん」などと一括りにされてきたがんも、さらにいくつかのタイプに分けられることが明らかになってきた。

どういうことか。がん細胞がもつ遺伝子変異のタイプの違いによって分けることができるのだ。つまり、同じ「肺腺がん」でも、遺伝子変異のタイプが違うと、効く薬がまったく異なる可能性がある、ということになる。

たとえば肺腺がんの患者では、がん細胞の表面に現れるＥＧＦＲ《イージーエフアール》(上皮増殖因子受容体)というたんぱく質をつくり出す遺伝子の一部が変異していたり、また別の患者ではＡＬＫ《アルク》というたんぱく質をつくり出す遺伝子がほかの遺伝子と融合して異常化し(ＡＬＫ融合遺伝子)、細胞を増殖させ続けるたんぱく質をつくり出したりしている。

そこで肺腺がんの患者を、EGFRの遺伝子変異をもつ患者、ALKの遺伝子構造異常をもつ患者、というように「遺伝子変異別」にグループ分けし、それぞれのグループの患者に最も合った薬を使う。これが、肺腺がんの治療におけるプレシジョン・メディシンである。

しかし、患者をがん細胞の遺伝子変異別に分けたとしても、それぞれのグループの患者に効く薬が存在しなければ意味はない。以前はそのような状況だった。ところがこの二〇年で、がんの治療薬は驚くべき進歩を遂げた。分子標的薬や免疫チェックポイント阻害剤に代表される画期的な新薬が登場したのだ。

新しい仕組みのがん治療薬

二〇〇二年、肺腺がん治療の新たな切り札として登場したのが、イレッサ(一般名ゲフィチニブ)という薬(EGFRの遺伝子変異に対する薬)だ。

第一章でも少し触れたが、これは従来型の抗がん剤とはまったく異なるタイプで、「分子標的薬」または「分子標的治療薬」と呼ばれる。

その名のとおり、がん細胞がもつ「分子」を「標的」にしてがんを攻撃する。標的とする「分子」は、主にがん細胞の異常増殖を促している異常なたんぱく質。いわば、がん細胞を増やす犯人だ。分子標的薬は、その異常なたんぱく質と結合して働きを抑え込み、がん細胞の増殖を止める。

ただし、分子標的薬のなかには、がん細胞の増殖を促す分子を攻撃するのではなく、がん細胞に栄養を運ぶ新たな血管をつくる分子の働きを抑えて、がん細胞を兵糧攻めにするタイプもある。しかし、このタイプはそれだけでがん細胞を殺すことはできないので、従来型の抗がん剤と併用することが多い。

また、最近では、複数の分子を標的にする「マルチターゲット薬」と呼ばれる分子標的薬も開発されている。

現在、日本で保険適用になっている分子標的薬は約五〇種類。海外も含めると約八〇種類が承認されている。さらに現在、数百種類もの新たな分子標的薬について世界中で臨床試験が行われており、今後さらにがんの分子標的薬の数が増えていくことが期待される。

がん患者への福音、分子標的薬

分子標的薬は、従来型の抗がん剤に比べて副作用が少ないと考えられている。がん細胞がもつ分子をピンポイントで狙い撃ちにする仕組みであり、正常細胞への作用は限定的だと考えられるからだ。分子標的薬を最初に使うときは入院が必要だが、その後は通院で治療を続けられるケースが多い。

従来型の抗がん剤による治療が副作用の苦しみとの闘いでもあったことを考えれば、これは患者にとって大きな福音だ。そのため、働きながらの治療がより現実的になった。

しかし、場合によっては皮膚の炎症や手足の角質化などといった症状に悩まされることがあり、間質性《かんしつせい》肺炎などの命にかかわる重篤な副作用が起きたケースもある。従来型の抗がん剤とは副作用の現れ方が違うのだ。副作用に伴う苦しみやリスクは少ないが、皆無ではないという点は承知しておく必要がある。

分子標的薬のもう一つの利点

分子標的薬には、副作用が少ないことのほかに、もう一つ大きなメリットがある。それ

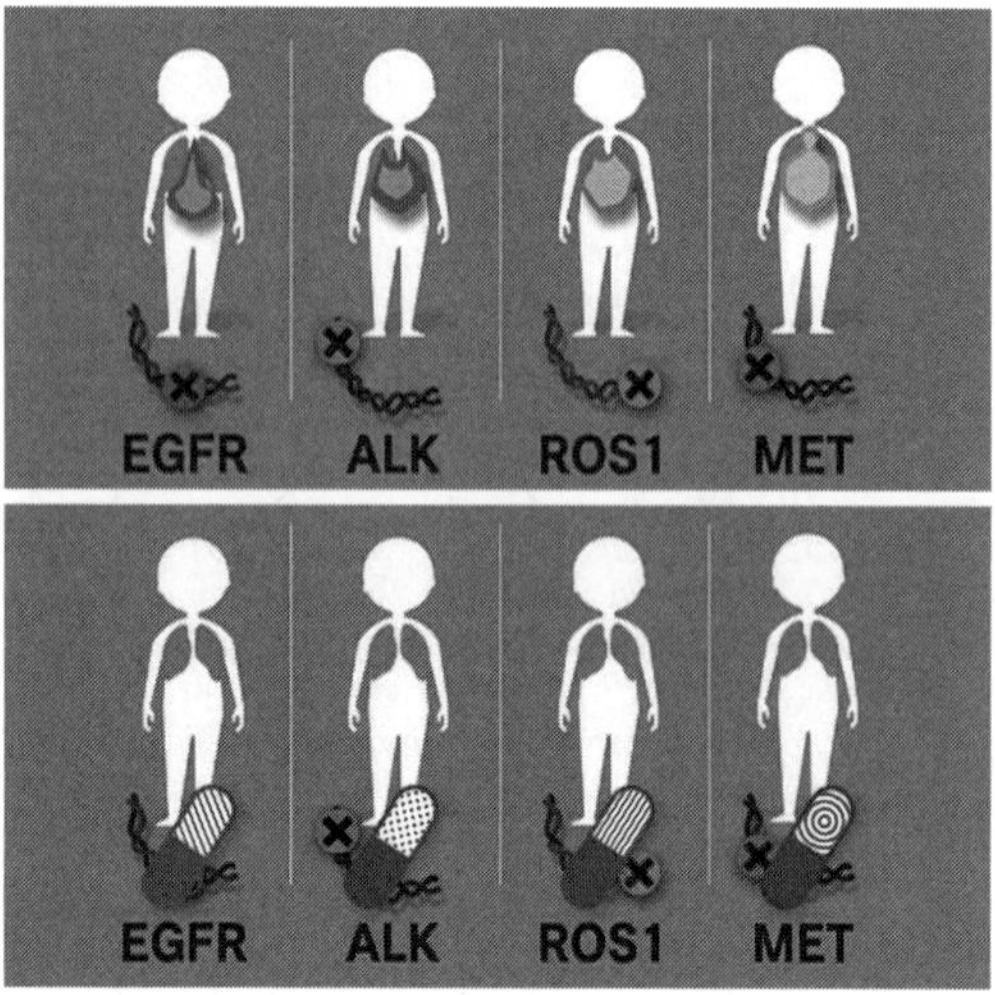

たとえば肺がんでは、EGFR、ALK、ROS1、METなどに異常（×印）が生じ、異常なたんぱく質がつくられることでがん化が始まる。異常なたんぱく質は遺伝子ごとに異なる（上図）ので、それらを攻撃する分子標的薬も、遺伝子ごとに異なる（下図）

は、効果が期待できるかどうか、治療を受ける前に予想がつきやすいことだ。

がん細胞は遺伝子の変異が原因で発生する。遺伝子解析の技術が進んだことで、同じ臓器のがんでも、患者によってがんの原因となっている遺伝子変異はそれぞれタイプが違うことが明らかになってきた。

たとえば肺腺がんでは、これまでに十数種類、明らかながん遺伝子がみつかっている。日本人の場合、いままでわかったところでは、EGFRの遺伝子変異が全体の約五割、細胞の増殖に関与する遺伝子の一つであるKRAS《ケーラス》の遺伝子変異がおよそ一割、ALK融合遺伝子が五〜一〇％、ROS1《ロスワン》融合遺伝子が一〜二％で、合わせて七割ほどを占める。

ところで、遺伝子変異のタイプが違うとはどういうことだろう。

それは、がんを増殖させている異常なたんぱく質（44ページ参照）が異なるという意味である。したがって、がん細胞を攻撃するには、それぞれの異常なたんぱく質にぴたりと結合する分子標的薬を使う。

つまり、同じ臓器の同じタイプのがんであっても、遺伝子変異が違う場合は、使うべき分子標的薬も変わるのだ。

言い換えると、遺伝子変異のタイプがわかれば、どの分子標的薬が効きそうなのかが、投与する前からわかるということである。従来型の抗がん剤のように、使ってみるまで効果のほどが判然としなかったり、効果が少ないかもしれないのに、つらい副作用に耐えながら治療を続ける、という状況が避けられる。これもプレシジョン・メディシンの大きなメリットといえるだろう。

分子標的薬のめざましい効果

プレシジョン・メディシンのメリットを語るとき、しばしば取り上げられる成功事例の一つに、グリベック（一般名イマチニブ）という分子標的薬がある。白血病の一種、「慢性骨髄性白血病」の治療に革命的な成果をもたらした薬だ。

グリベックが登場する以前は、慢性骨髄性白血病の治療には、主にインターフェロンが使われていたが、効果がみられる患者は一〜二割に過ぎなかった。しかし、グリベックは九割もの患者に効果が認められる。

一方、進行した肺腺がんの場合、従来型の抗がん剤でがんが小さくなった患者はおよそ三割だった。これに対しプレシジョン・メディシンでは、遺伝子検査を行ってあらかじめ効果が見込まれる患者に絞り込み、その患者のがんに最適な分子標的薬を投与するから、効果が現れる可能性が高くなる。

たとえば、同じ肺腺がんの代表的な分子標的薬イレッサの場合、がんが小さくなった患者はおよそ七割。つまり、ＥＧＦＲの遺伝子変異がある患者に限れば、過半数に効果が期待できるということだ。

免疫チェックポイント阻害剤とは何か

もう一つ、プレシジョン・メディシンの大きな推進力となると期待されているのが、「免疫チェックポイント阻害剤」という新しい薬である。これもまた、がんへの働きかけの仕組みが、従来型の抗がん剤とはまったく違う。劇的な効果があるため、がん治療にパラダイムシフトをもたらす新薬として世界中で注目されている。

最近、高額であると話題になった、肺がんの薬オプジーボ（一般名ニボルマブ）もその一つである。薬代が年間三五〇〇万円かかるという試算が出され、薬価はおよそ半額へ値下げされた。

免疫チェックポイント阻害剤は、どのようにしてがんに劇的な効果を示すのだろう。

私たちの体内にある免疫細胞は、自分と自分以外のものを区別し、自分以外のものを攻撃して排除する働きをしている。体の外から細菌やウイルスが侵入してくると、免疫細胞が攻撃して排除してくれる。同じように、免疫細胞は私たちの体内に生まれたがん細胞も攻撃してくれる。ところが、がん細胞は免疫細胞から攻撃を受け続けると、次第にその攻撃から逃れる仕組みを備えていく。

もともと免疫細胞は、敵への攻撃を止める「ブレーキボタン」のような機能をもっている。これは、免疫細胞が暴走したり、自分の体を攻撃したりしないようにするためだと考えられている。

実は、免疫細胞の攻撃を受けても生き残ったがん細胞は、この免疫細胞のブレーキボタンを押すことができるのだ。すると免疫細胞はがん細胞への攻撃を止めてしまう。つまり、がん細胞は免疫細胞を無力化することでどんどん増殖し、その結果、がんが進行するのである。

免疫チェックポイント阻害剤は、免疫細胞がもつブレーキボタンをがん細胞から守る働きをもつ。免疫チェックポイント阻害剤を投与すると、がん細胞は免疫細胞のブレーキボタンを押すことができなくなり、がん細胞に対する免疫細胞の攻撃力が復活する、という仕組みだ。

いったん効けば、ずっと効く可能性も?

二〇一七年七月現在、日本で保険適用になっている免疫チェックポイント阻害剤は、オプジーボと、ヤーボイ（一般名イピリムマブ）、キイトルーダ（同ペンブロリズマブ）の三種類。皮膚がんの一種である悪性黒色腫（メラノーマ）や、肺がんの一種（非小細胞肺がん）で承認されている。

いまのところ日本で承認されているのはまだこの三種類だけだが、頭頸部がん、胃がん、腎臓がんをはじめ、多くのがんに対して、いま世界中でさまざまな免疫チェックポイント阻害剤の臨床試験が行われ、そのうちのいくつかは承認が近いといわれている。

こうした臨床試験のデータでは、がんの種類にもよるが、ほかに治療の手立てがない患者の二〜三割に対し効果が現れている。ある種の悪性リンパ腫では、六五%の患者に効いたというデータもある（難治性の古典的ホジキンリンパ腫に対するキイトルーダ）。いままで治療をあきらめるしかなかった患者を、免疫チェックポイント阻害剤で延命できる可能性が出てきたのだ。

免疫チェックポイント阻害剤が優れている点はもう一つある。効き目が長く持続することだ。分子標的薬は、使い続けるとがんが耐性を獲得して、早ければ半年、長くても数年で効かなくなることが多い。一方、免疫チェックポイント阻害剤は、五年間以上使い続けながら、ずっとがんを抑えられている患者も現れている。

さらに分子標的薬と同様、従来型の抗がん剤のような吐き気や脱毛などの副作用は、ほとんどみられない。そのため通院で治療することも可能だ。

ただし、副作用がまったくないわけではない。抗がん剤は直接がん細胞を攻撃するが、免疫チェックポイント阻害剤は免疫細胞の攻撃力を高めることによって、間接的にがん細胞を攻撃する。そのとき、攻撃力が高まった免疫細胞が暴走することによる副作用が起きることがある。

間質性肺炎と呼ばれる重い肺の炎症や、大腸の炎症、なかには筋無力症という重篤な副作用が起きたケースもある。こうした副作用は、免疫チェックポイント阻害剤の効果のメカニズムそのものに起因する。免疫細胞の攻撃力を高めたあまり、「免疫の暴走」を引き起こしてしまうことがあるのだ。

免疫チェックポイント阻害剤が効くがん

免疫チェックポイント阻害剤は分子標的薬とは違い、がん細胞の特定の遺伝子変異を突き止めれば、効果の予測がつくという類の薬ではない。がん細胞を直接攻撃するのではなく、免疫細胞に働きかけるメカニズムだからだ。

ではどういうタイプのがんに効くのか。

これまでの研究で、「遺伝子変異の数が多いがん」に対して効きやすいのではないかと考えられている。遺伝子変異が多いがんの例として、悪性黒色腫や肺扁平上皮がんなどが挙げられるが、これらについては免疫チェックポイント阻害剤が効きやすいことが、すでにわかっている。

それはなぜか。がん細胞の遺伝子の傷（変異）が多ければ多いほど、正常な細胞と違う点が多いため、免疫細胞が、がん細胞と正常細胞を見分けることが容易になるからだ。

つまり、遺伝子の傷が多いため、すでに免疫細胞はがん細胞をみつけており、いつでも攻撃できるスタンバイ状態になっている。がん細胞によって免疫細胞にブレーキがかかっているため攻撃態勢に移れないが、免疫チェックポイント阻害剤でブレーキさえ外してやれば、がん細胞を攻撃できると考えられている。

このことを利用して、免疫チェックポイント阻害剤の効果が期待される患者をみつけ出す方法も生み出されている。

二〇一七年五月、米国食品医薬品局は「MSI-H」(高頻度マイクロサテライト不安定性)もしくは「dMMR」(ミスマッチ修復機構の欠損)のどちらかを示すすべての固形がんに対して、免疫チェックポイント阻害剤のキイトルーダを承認した。

「MSI-H」や「dMMR」の説明は省くが、これは、がんができた場所ではなく、バイオマーカー(薬の効果を予測するための指標となるもの)で薬の適応を定めた初のケースである。つまり、がんができた臓器がどこであれ、この二種類のバイオマーカーのどちらかが示されていれば、効果の期待できる治療薬としてキイトルーダを使えるということだ。

一方、日本でも二〇一七年二月、オプジーボに続いてキイトルーダについても、非小細胞肺がんへの適応が承認された。そこで、非小細胞肺がんで薬による治療をする場合には、EGFR、ALK、ROS1の遺伝子変異について調べるのと同じように、「PD-L1検査」も行われるようになってきている。キイトルーダを使うには、条件があるからだ。

少し難しい話になるが、免疫チェックポイント阻害剤で、バイオマーカーの候補として最初にあがったのが、「PD-L1」だった。前述したように、免疫チェックポイント阻害剤は、免疫細胞のブレーキボタンをがん細胞から守る働きがある。そのブレーキボタンにあたるのがPD－1だ。そしてブレーキボタンを押すがん細胞の腕にあたるのがPD－L1と呼ばれるたんぱく質。

これまでの研究から、PD－L1が、がん細胞の表面に多くあるほど、免疫チェックポイント阻害剤が効きやすいという傾向が明らかになった。ただし、PD－L1が少なくても効いたというデータもあり、もっと優れた免疫チェックポイント阻害剤のバイオマーカーを探して、世界中で競いあうように研究が行われている。

ただし、オプジーボの例をみてもわかるように、現在のところ免疫チェックポイント阻害剤は分子標的薬よりさらに高価だ。免疫チェックポイント阻害剤が普及して、これを使用する患者が今後飛躍的に増えれば、日本をはじめ各国の医療財政を圧迫するのではないかと懸念されている。

効果があると期待される患者だけを選んで使えるようにすることが、免疫チェックポイント阻害剤普及の大きな課題であり、そのためにはプレシジョン・メディシンが不可欠なのである。

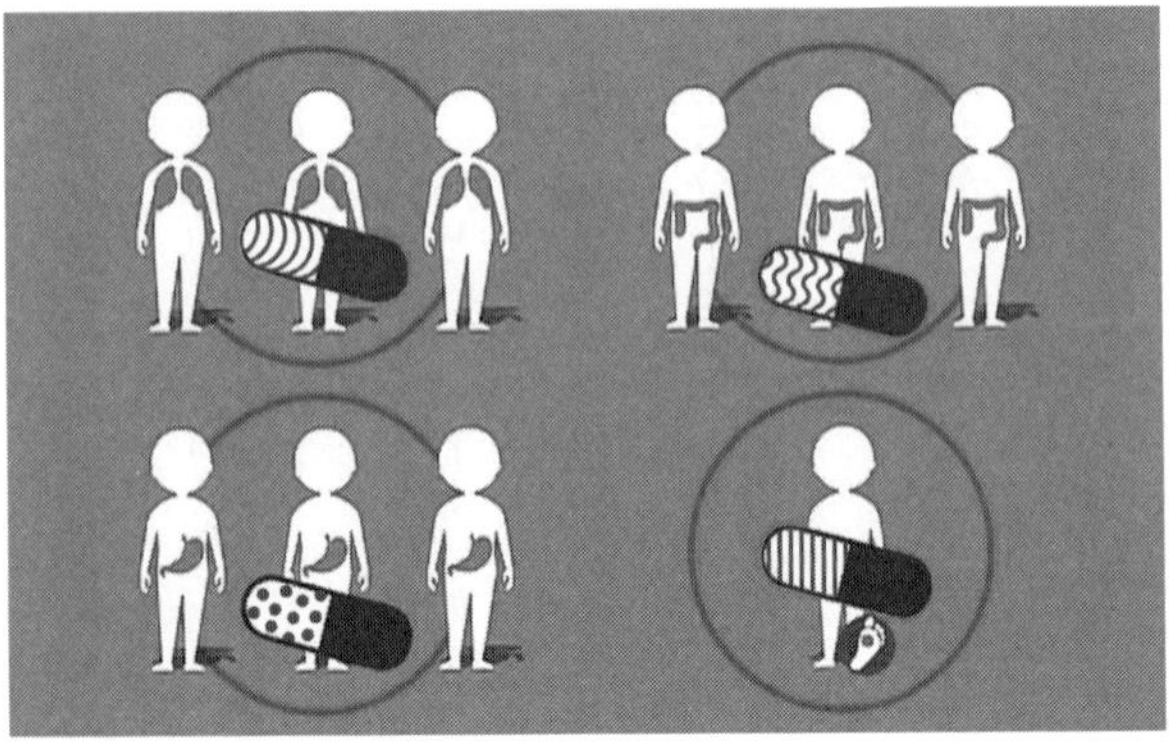
従来型の抗がん剤の概念図。従来型の抗がん剤は、遺伝子の変異とは関係なく、同じ臓器のがんであれば、通常は同じ抗がん剤を使う

がん治療の考え方が根本から変わる

分子標的薬と免疫チェックポイント阻害剤――この二つの新しいタイプの薬を使うことによって、がん治療自体の考え方が大きく変わろうとしている。

従来型の抗がん剤は、「肺がん」「胃がん」「大腸がん」といったように、がんが最初に発生した臓器別に開発が行われてきた。前述した「組織型」（肺がんなら、扁平上皮がん、腺がん、大細胞がん、小細胞がんなど）によって、さらに細かく抗がん剤が分かれている場合もあるが、基本的には臓器別といえる。

その理由は、抗がん剤はそもそも、患者の臓器から取り出したがん細胞に対して開発され

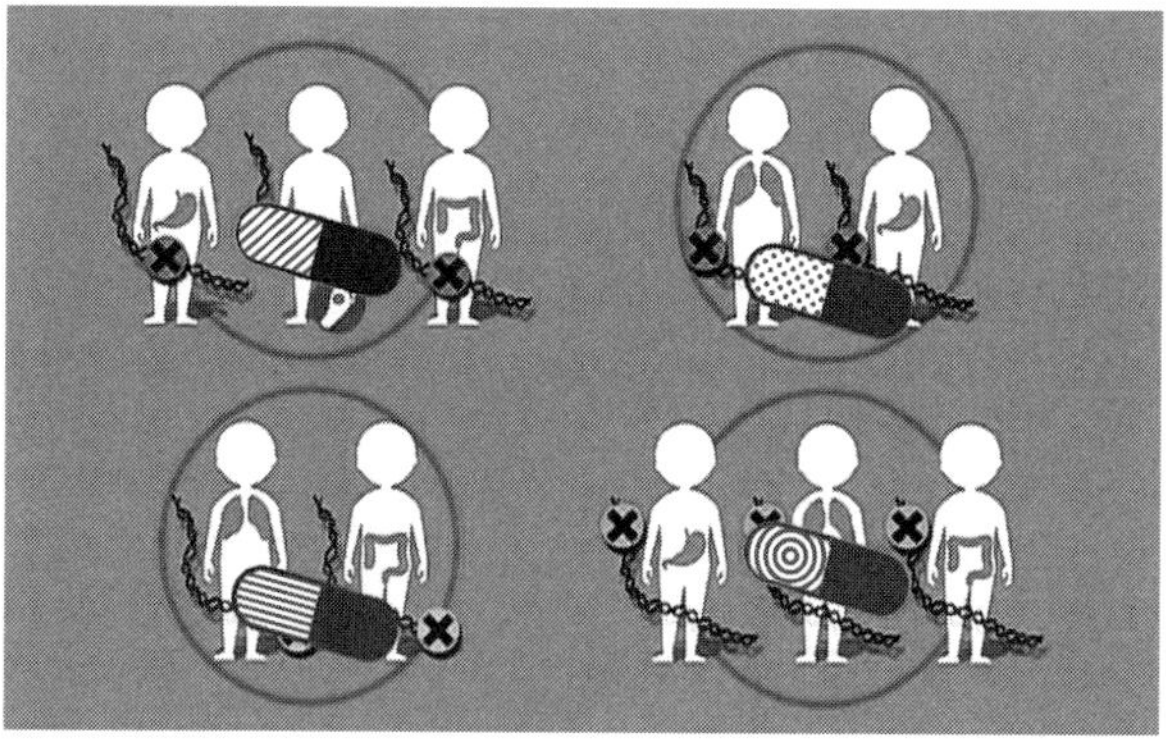

分子標的薬の概念図。分子標的薬は、異なる臓器のがんであっても、遺伝子変異が同じであれば、同じ薬が使える可能性がある

てきたからだ。臓器Aから取り出したがん細胞に対して、抗がん剤aはがん細胞を殺すことができるなど効果が認められたが、抗がん剤bを使っても効果はなかった、したがって臓器Aのがん患者には、抗がん剤aを臨床試験で確認してみようという具合だ。

薬選びは「臓器別」から「遺伝子変異別」へ

ところが、この考え方がプレシジョン・メディシンによって劇的に変わろうとしている。がん治療薬の選び方が、臓器別から遺伝子変異別へと変わりつつあるのだ。がん細胞の発生した「場所」ではなく、がん細胞の「タイプ」で治療薬を決めることになる。前述のように、同じタイプの遺伝子変異であれば、たとえ臓器が違うがんでも、同じ分子標的薬が効く可能性があるからだ。

実際に、異なる複数の臓器のがんが、同じ遺伝子変異が原因で生じていることが明らかになっている。これが考え方の転換点となった。がん治療の現場では、この考え方にもとづいて、たとえば、すでに乳がんと胃がんに同じ分子標的薬が使われ始めている。

乳がんの原因となっている遺伝子異常の一つに、ＨＥＲ２《ハーツー》という遺伝子が異常に増えている〝ＨＥＲ２の遺伝子増幅〟がある。これに対しては、ハーセプチン（一般名トラスツズマブ）という分子標的薬が効果をもつとされ、現在、治療の現場では実際にＨＥＲ２の遺伝子増幅がある（ＨＥＲ２陽性という）乳がんの患者に使われている。

また、乳がんだけでなく、胃がんの五～一五％にも、ＨＥＲ２の遺伝子増幅があることがわかった。そのため、ＨＥＲ２の遺伝子増幅をもつ胃がんの患者にも、ハーセプチンが使われるようになっている。

ＨＥＲ２以外にも、複数の臓器のがんに共通する遺伝子変異が次々にみつかっている。ＡＬＫ、ＢＲＡＦ《ビーラフ》、ＲＥＴなどの遺伝子変異だ。

このうち、ALK融合遺伝子に対する分子標的薬としてはザーコリ（一般名クリゾチニブ）がすでにあり、肺腺がんの治療については日本でも承認されている。ということは、肺腺がん以外の臓器のがんでALK融合遺伝子がみつかった場合にも、この分子標的薬ザーコリが効果をもたらす可能性がある、と考えられるわけだ。

さらに、これまで悪性黒色腫（メラノーマ）の治療に使われてきたタフィンラー（一般名ダブラフェニブメシル酸塩）とメキニスト（同トラメチニブ ジメチルスルホキシド付加物）の併用療法が、二〇一七年、アメリカとEUの両方で、BRAF変異の肺がんにおいても承認された。

追って日本でも承認されることが期待されている。

これらの例でもわかるように、臓器別から遺伝子変異別へ、というがん治療の流れは、今後ますます加速されることになるだろう。

「適応拡大」がうながす新薬開発

すでに効果が認められ承認されている薬が、それまで承認されていた用途と別の用途でも使用が認められることを「適応拡大」という。適応拡大には、日本では厚生労働省の新たな承認を得なければならない。

適応拡大の場合、「安全性」はもとの用途の臨床試験ですでに確認されている。したがって、新たな臨床試験ではそのがんに対する「有効性」さえ確認できればよく、一から承認を目指すよりはハードルが低い。

この適応拡大こそが、今後、プレシジョン・メディシンを推進するための大きなカギとなってくる。

これまで述べたことをまとめると、がん治療のプレシジョン・メディシンが患者にもたらす最大のメリットは、現時点で最適な治療を受けることができ、同時に無駄な投薬が避けられることだ。

遺伝子検査を受ければ、自分に効果のありそうな薬とそうでない薬を、使う前に見分けることができる。効果の判然としない薬を投与されることもなければ、無駄な副作用に苦しめられることもない。また、適合する薬さえみつかれば、かなり高い確率で効果が見込めるというわけだ。

再発リスクや副作用も予測可能に

がん患者にとって最も不安なことの一つが、再発である。がん治療におけるプレシジョン・メディシンは再発リスクの判定にも役立つ。すでに一部でその試みが始まっている。

たとえば乳がんでは、手術では取りきれない（体に残っている）可能性があるがん細胞を攻撃するため、手術後に抗がん剤治療を行うことがある。しかし従来は、本当に抗がん剤治療が必要なのか否か、判断には難しいところがあった。このような場合に「オンコタイプＤＸ」という遺伝子検査を受ければ、手術後の抗がん剤治療が必要かどうかを高い精度で予測できるようになったのだ。

この検査では、手術で取ったがん細胞を使って、おもに乳がんの再発に関係する二一の遺伝子を調べる。結果は、再発リスクの高さによって三つのグループに分類され、リスクが低いと出た場合には、抗がん剤治療をしなくてもよいと判断される。これは欧米で始まった検査で、日本でも多くの医療機関で受けられる（ただし、二〇一七年七月の時点では、まだ保険診療にはなっていない）。

また、大腸がんや肺がんなどでも、抗がん剤を使う前に重い副作用が出やすい体質かどうかが、別の検査でわかるようになった。「UDPグルクロン酸転移酵素（UGT1A1）遺伝子多型検査」である。

大腸がんや肺がんなどの治療に広く使われている従来型の抗がん剤カンプト、またはトポテシン（両者の一般名はイリノテカン）は、白血球減少などの重い副作用が出ることがある。しかしこのUGT1A1遺伝子多型検査を受ければ、重い副作用が出やすい体質かどうかが前もってわかるため、医療機関もそれに即した対応を準備できる。

この遺伝子検査はすでに保険診療であり、しかも血液中の遺伝子を検査するため、患者は採血を受けるだけでよい。

がん治療を刷新する「次世代シーケンサー」

すでに触れたように、がん治療におけるプレシジョン・メディシンには「次世代シーケンサー」が欠かせない。この装置が治療プロセスにおいてどのように使われるのか、少し詳しくみてみよう。

まず必要なのは、患者のがん細胞だ。手術を受けていれば、その際に取り出されたがん細胞を使う。手術を受けていない場合などは、「生検《せいけん》」といって、体内のがん細胞を取り出すことがある。

たとえば肺がんの患者からがん細胞を採取するときには、気管支鏡《きかんしきょう》（口や鼻から挿入するファイバースコープ）を使って、肺からがん組織を取り出す。あるいは、がんが転移した先の臓器、たとえば肝臓から取り出したりすることもある。このようにして採取したがん細胞を遺伝子解析にかけるのだ。

しかし生検は患者の身体に負担がかかる。

そのため、将来的には患者の「血液」で遺伝子解析が行えるよう、研究が急ピッチで進んでいる。それが実現すれば、患者は採血を受けるだけで、自分のがんの遺伝子解析結果を知ることができるようになる（204ページ参照）。

取り出されたがん細胞は、医療機関内の遺伝子検査施設か、専門の遺伝子検査会社に送られて遺伝子解析が行われる。ここで次世代シーケンサーの出番となる。一台数千万円と高価だが、この装置の出現によって遺伝子解析のスピードが劇的に向上。検査費用が大幅に下がり、一般的な医療に用いることが可能になった。

同時に複数の遺伝子変異を調べる

遺伝子解析では、患者のがん細胞にどのような遺伝子変異があるかを調べる。

次世代シーケンサーが登場する前は、遺伝子変異の有無を一つひとつ調べていたため、時間も手間もかかっていた。

肺がんを例にとれば、まず患者の体から取り出したがん細胞の一部を使って、EGFRの遺伝子変異の有無を調べ、残った部分のがん細胞を使ってALK融合遺伝子の有無を調べていた。しかし、がんの原因と考えられている遺伝子はがん全体で数百以上。このやり方では、さまざまな遺伝子変異について調べるには、がん細胞がとても足りない。

一方、次世代シーケンサーは、同時に複数の遺伝子変異について調べることができる。一度に数百もの遺伝子、必要があれば、患者がもつ遺伝子変異すべてについて調べることさえ可能になった。

遺伝子変異を調べるための専用の試薬と器具のキットを「遺伝子（診断）パネル」と呼ぶ。どの遺伝子変異について調べるか、いくつの遺伝子変異について調べるかの判断は、がんの種類によって、また医療機関によってまちまちである。

遺伝子変異を突き止めることができた場合は、まず、その遺伝子変異に対する分子標的薬が存在しているかどうかを調べる。対応する薬が一つでもあれば、新たな治療の可能性が開ける。

ただし、薬が存在していたとしても、それが現在日本で承認されている薬なのかどうかが問題だ。承認されていればもちろんその薬を使う。承認されていない場合は、その薬の臨床試験がどこかで行われていないかを調べる。該当する臨床試験があれば、それに参加して治療を受けるチャンスがあるかもしれない。

保険適用が待たれる新薬

残念ながら現段階では、日本でがん治療のプレシジョン・メディシンに使われる薬で保険適用になっているものは少ないが、肺がん、乳がん、胃がんなど、一部の遺伝子変異に対応する薬については、すでに保険が適用されている（分子標的薬およそ五〇種類、免疫チェックポイント阻害剤三種類）。

たとえばイレッサという肺がんの薬は、ＥＧＦＲの遺伝子変異によってつくられる異常なたんぱく質に対する分子標的薬で、二〇〇二年に世界に先駆けて日本で承認された。

肺がんはプレシジョン・メディシンが最も進んでいるがんの一つだ。十数種類みつかっている肺がんにかかわる遺伝子変異のうち、ＥＧＦＲのほか、ＡＬＫ、ＲＯＳ１を加えた三つの遺伝子変異の有無を調べる検査はすでに承認され、保険診療で受けられる。もちろん、いずれかがみつかった場合には、それに対する分子標的薬の治療も保険診療で受けられる。

肺がんだけでなく、そのほかのがんでも、多くの分子標的薬や免疫チェックポイント阻害剤が保険適用になることが期待されている。

プレシジョン・メディシン、保険か自費か臨床試験か

患者がプレシジョン・メディシンを受けたいと思ったら、具体的にどうすればよいのだろうか。

前述したとおり、保険診療になっているのは一部のがんのみである。自分のがんに効く分子標的薬や免疫チェックポイント阻害剤が保険の適用を受けている場合は、通常の診断

のなかでプレシジョン・メディシンを受けることができる。

しかし、それ以外のがんでプレシジョン・メディシンを受けたいと思ったら、自費で遺伝子検査から受けるか、あるいは、臨床試験または大学病院やがん専門病院などが行っている研究に参加するか、どちらかになる。

自費診療の場合

自費の場合、まずは、プレシジョン・メディシンを実施している医療機関を受診して申し込む。

治療の前段階ともいうべき遺伝子検査の費用は、数十万円から百万円前後と差がある。調べてもらう遺伝子変異の数によって、費用が異なる場合もある。ちなみに、結果的に効果が期待される薬が存在する遺伝子変異がみつからなくても、遺伝子検査の費用は患者が負担しなくてはならない。

プレシジョン・メディシンを受けるにあたっては、受診の条件を設けている医療機関が多い。たとえば、治療の対象が特定の種類のがんに限られるケース。また、日本でスタンダードとされる「標準治療」と呼ばれる医療を受け、それが効かなかった患者だけに対象を限定しているケースもある。

では、遺伝子解析の結果、薬の効果が期待される遺伝子変異がみつかった場合の次のステップをみていこう。

遺伝子変異がみつかった時期に、自分の遺伝子変異タイプに効くとされる薬についてタイミングよく臨床試験が行われていたとしたら、参加できるかもしれない。臨床試験への参加については後述するが、参加がかなえば治療費は無料になる。

しかし、臨床試験が行われておらず、効果が期待されると考えられた薬が日本でまだ承認されていない場合には、治療には保険が適用されない。それを使って治療を受ける場合には、治療費をすべて自費で支払うことになる。

悩ましいのは、薬自体は日本でも承認されているが、自分のがんがある臓器ではなく、別の臓器のがんで承認されている場合である。同じ遺伝子変異をもつため、たとえ臓器は違っても、効果があると考えられるケースも少なくない。効く可能性を否定できないのに、保険診療では使えないという現実が、恨めしくもなるだろう。

しかし、自分のがんの臓器で承認されていない限り、ほとんどの場合「適応外使用」となり、日本では保険が適用されない。分子標的薬は高価なものが多く、ほとんどの場合、治療費は月額数十万円以上になる。これだけの費用を支払い続けるのは容易ではない。

さらに、日本で承認されていない薬の場合、わずかとはいえ重篤な副作用がある可能性も否定できない。万が一、副作用に対する治療が必要になったら、それも基本的には自費で支払うことになる。

臨床試験に参加する場合

プレシジョン・メディシンを受けるもう一つの道が、薬の臨床試験に参加することと、各地の医療機関が行っている研究に参加することだ。

第一章でも取り上げた「スクラム・ジャパン」を例としてみてみよう。先の説明と重複するが、スクラム・ジャパンは、国立がん研究センター東病院を中心に、全国二四五の医療機関と一六の製薬会社が共同で取り組む、日本最大規模のプレシジョン・メディシンの臨床試験プロジェクトである。

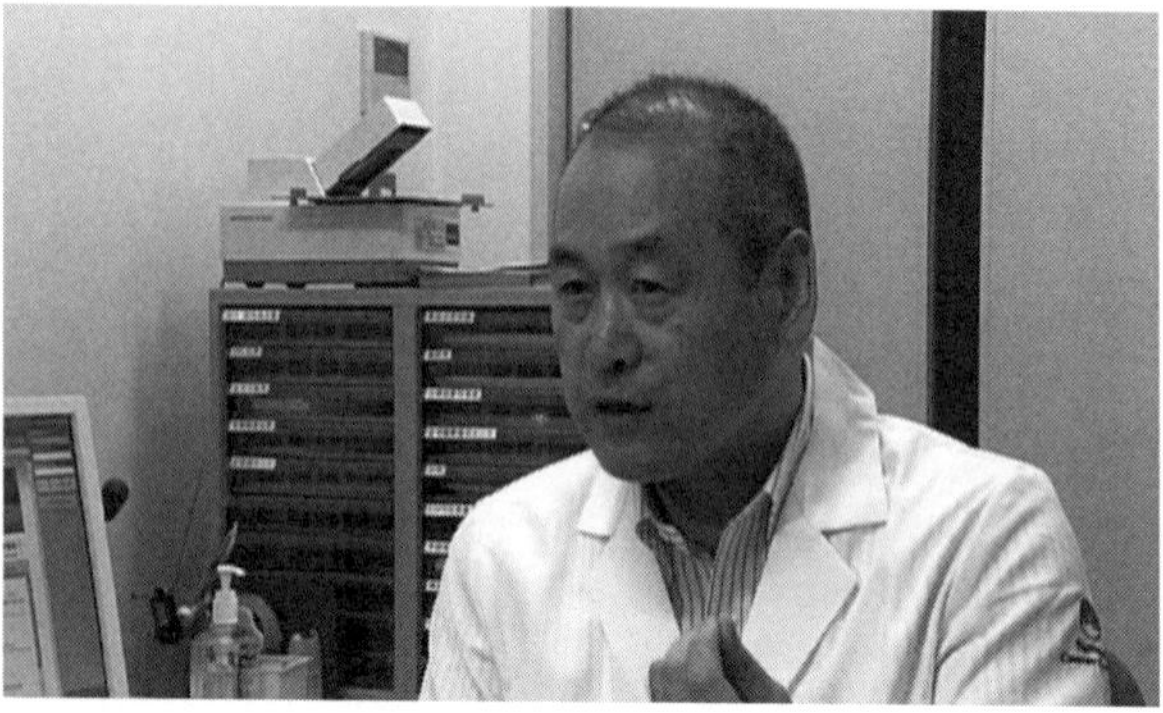

国立がん研究センター東病院の後藤功一医師

二〇一七年春までに終了した第一期では、二年間で合わせて四八〇五人の患者がこのプロジェクトに参加した。二〇一七年四月から二年間行われる第二期の募集も始まり、合計参加人数五五〇〇人を目指している。

スクラム・ジャパンの肺がん部門の研究代表者で、国立がん研究センター東病院呼吸器内科長の後藤功一医師は、このプロジェクトの目的を「患者さんに一日も早く、効く薬を届けること」だという。

すなわち、このプロジェクトの本来の目的は「新薬の開発」にある。製薬会社が多数参加、出資しているのもそのためだ。製薬会社の出資分は、患者の遺伝子検査にかかる費用（一人数十万円）に充てられる。つまり、スクラム・ジャパンでは、患者が遺伝子検査の費用を負担する必要はないのだ。

スクラム・ジャパンへの参加条件

しかし、スクラム・ジャパンでプレシジョン・メディシンを受けるためには、いくつもの条件をクリアしなければならない。

まず、プロジェクトの対象に該当するがんであること。現在スクラム・ジャパンが対象としているのは、肺がんと、大腸がん・胃がん・食道がん・膵《すい》がん・肝細胞がん・胆道がんなどの消化器がんに限られる。しかも大前提として、手術では対処できない患者、または手術を受けたあとに再発した患者であることも条件だ。

プレシジョン・メディシンが進化しているとはいえ、いわゆる「がんの三大治療」である「手術」(外科治療)、「薬物療法」(抗がん剤治療)、「放射線治療」のうち、現在でもやはり手術が第一の選択肢として検討されるという状況は変わらない。手術ができる段階のがんに対しては、手術を第一の選択とする。

体にメスを入れたくないからといって、プレシジョン・メディシンで最新の薬を処方してもらおう、というわけにはいかないのである。

肺がんについて、すでに終わった第一期では、対象がＥＧＦＲの遺伝子変異がなかった患者に限られていた。

通常の保険診療でも、肺腺がんであることがわかると、遺伝子解析をして、ＥＧＦＲとＡＬＫ、ＲＯＳ１の遺伝子変異があるかどうかを調べることになっている。このうち、ＥＧＦＲの変異については、分子標的薬の開発が進み、保険診療内で使える薬がすでにいくつもある。そのためスクラム・ジャパンに参加しなくても、通常の保険診療の範囲で分子標的薬の治療を受けられる。

しかし第二期では、ＥＧＦＲの変異がある患者も対象となった。ＥＧＦＲの変異に対する分子標的薬にがんが耐性を獲得して効果がなくなったときには、次に使う薬が必要になる。その薬についても臨床試験で探そうという試みである。

さらに、第二期から患者の健康状態についても新たに条件が加わった。投薬に耐えうるだけの健康状態であることが必要になったのだ。あまりに健康状態が悪いと、臨床試験に使う薬による治療に耐えられない可能性が高くなる。また、薬の効果判定に影響してしまう恐れもある。それを避けようと、第二期からこの条件を追加したのだという。

具体的には、患者の肝臓や腎臓の機能を血液検査などによってチェックする。機能が低すぎる場合には、残念ながらスクラム・ジャパンの臨床試験に参加することはできない。

スクラム・ジャパンへの参加手順

さて、スクラム・ジャパンが行う臨床試験に参加するには、具体的にどのような手順を踏めばよいのだろうか。

まず、現在の担当医に希望を伝え、自分のがんの種類や健康状態が、スクラム・ジャパンへの参加条件に適合しているかどうかを調べてもらう。適合していた場合、通っている病院がスクラム・ジャパンに参加していれば、その病院で遺伝子検査が行われる。

参加していない場合には、その地域にある病院のなかで、参加している施設を担当医から紹介してもらい、その参加施設で検査を受けることになる。その場合、紹介状やそれまでの診療データなどが必要になる。参加条件や参加施設のリストなどは、スクラム・ジャパンのホームページ（http://epoc.ncc.go.jp/scrum/）に出ているので参考になるだろう。

遺伝子解析の結果、何らかの遺伝子変異がみつかり、それに対する薬の臨床試験がタイミングよく行われていれば、参加することができる。

もしくは、そのときに臨床試験が行われていなくても、その後、臨床試験がスタートした際に参加できる可能性もある。この場合、遺伝子検査、薬代、入院費などはすべて無料になる。

全国各地の医療機関が個別に行っている研究に参加する場合も、多くは無料だ。

ただし、どの医療機関で、いつ個別の研究（臨床試験など）が行われるかについての情報を集約して一般の患者にもわかるように広く提供するような仕組みは、いまのところ存在していない。

かかりつけの医師に尋ねるか、がん専門病院で臨床試験を数多く行っているところに自分で問い合わせるしかないというのが実情だ。

臨床試験は、運と縁

また、臨床試験中の薬の場合、その薬に対応する遺伝子変異さえあれば、どの患者も臨床試験に参加してすぐに試せる、というわけでもない。

なぜなら、臨床試験は一定の人数を対象に、期間を区切って行われる。効果が期待される薬があったとしても、患者が十分に集まると臨床試験の枠が締め切られるので、参加できない場合があるからだ。また、いずれ行われることは決まっていても、スタートはまだずっと先という場合も考えられる。

現在、臨床試験に参加する患者を募集中ではあっても、自分の全身状態がちょうど悪化していて、受けられる条件に該当しない場合もあるだろう。

ある医師の言葉だが、まさに「臨床試験は運と縁」といえる。

プレシジョン・メディシンも万能ではない

ここまで読んだ読者の皆さんは、受診にはいくつかの条件があるものの、プレシジョン・メディシンを用いさえすれば自分のがんに対応した薬がみつかり、最先端の治療を受けられると感じたかもしれない。しかしプレシジョン・メディシンはまだそこまで進んでいるわけではない。

たとえば最もプレシジョン・メディシンによる治療が進んでいる肺腺がんの場合でも、およそ二割の患者は、がんの原因となっている遺伝子変異が特定できない。前述のように、現在、肺腺がんに関しては、がんの原因となっている遺伝子変異が十数種類わかっているが、その遺伝子変異が一つもみつからない患者もいるのだ（こうした患者については、まだみつかっていない肺腺がんの原因となる遺伝子変異がほかにあると考えられる）。

なおかつ、運よく遺伝子変異が特定できたとしても、それらの遺伝子変異に対して、効果が期待される肺がんの承認薬の数は現在のところ一二～一三種類だけだ。

みつかった遺伝子変異に対して、別の臓器のがんではすでに効果が科学的に証明されて承認されている薬があるものの、肺がんに対する効果は未確認のため、すぐには使えない、ということもある。

いま日本で承認され、保険適用になっている分子標的薬の数は、すべてのがんで約五〇種類。プレシジョン・メディシンがどれほど革命的な医療だとしても、通常の保険診療のなかで遺伝子解析の恩恵を受けて、最適な薬を手に入れられる患者はまだ少ないというのが実情である。

分子標的薬の「耐性」問題に対処する

さらに、プレシジョン・メディシンに使われる分子標的薬には、もう一つ問題がある。がんが分子標的薬に「耐性」をもってしまうのだ。

第一章に登場した大野さんに劇的な効果をもたらした分子標的薬も、使い続けるうちに効かなくなったのは、がん細胞に耐性ができたからだ。つまり、がん細胞がさらに別の遺伝子変異を起こしたりして耐性を獲得し、再び増殖を始めた結果である。

耐性ができるまでの期間は、半年から数年とかなりばらつきがあるが、耐性ができ、いずれ効かなくなることは多くの場合避けられない。たとえば、肺腺がんでEGFRの遺伝子変異がみつかった場合、それに対する分子標的薬としてイレッサ、タルセバ（一般名エルロチニブ）、ジオトリフ（同アファチニブ）のうちいずれかを使うが、多くの場合、一〇か月前後で耐性ができてしまう。

しかし希望はある。EGFRの遺伝子変異をもち、対応する分子標的薬について耐性ができた患者のうち、およそ半数にT790Mという別の遺伝子変異がみつかっている。近年、そのT790Mに対する新たな分子標的薬タグリッソ（一般名オシメルチニブ）が開発され、二〇一六年に承認された。T790Mをもつ患者の七割に効果がみられるという。ただ、残念ながらこのタグリッソにも、いつかは耐性ができるはずだ。

がん細胞と分子標的薬とのイタチごっこはまだ続くと思われるが、耐性獲得後に生じる遺伝子変異に対しても、次々と新しい分子標的薬の開発が進んでいくだろう。がんとの闘いを続けていくうちに、やがて、大半の遺伝子変異に対してそれぞれ対応薬が揃う、といった日が来るかもしれない。

がんを完治させることは無理でも、次々と新しい薬を使って常に抑え込み、がんと共生して長く生きられる時代が始まろうとしているのだ。

第三章　プレシジョン・メディシン、その光と影

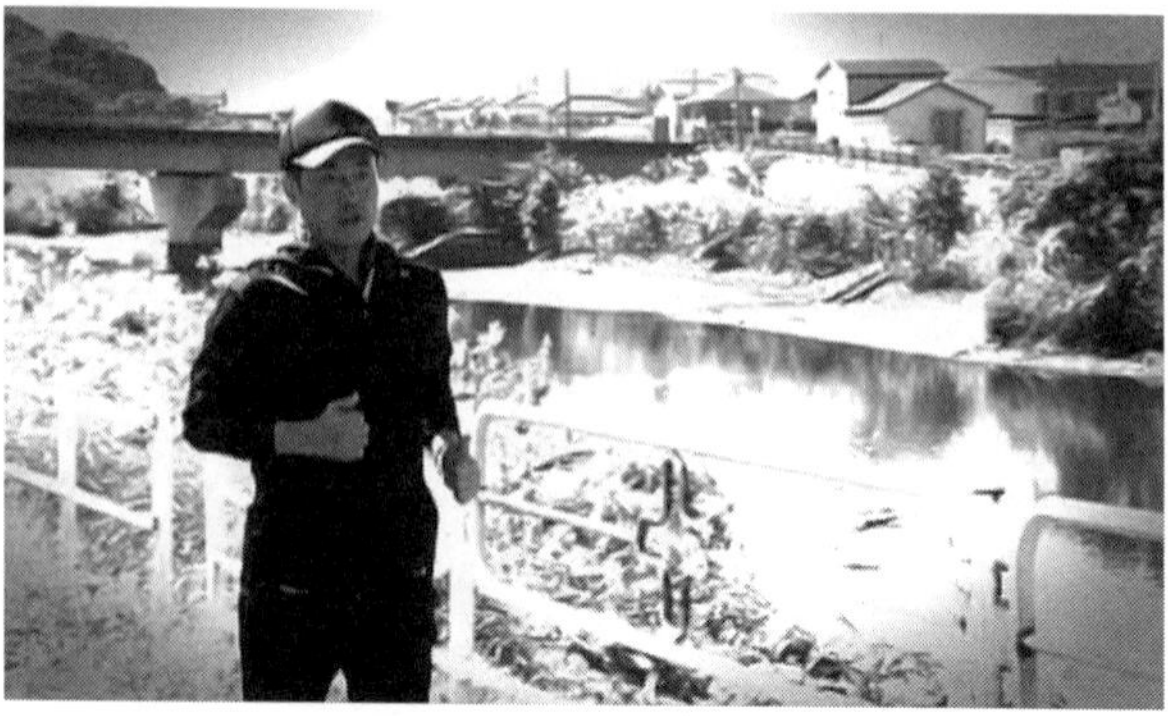
千葉市内の川沿いを走る髙橋康一さん

走って体力づくりをするがん患者

ある週末の朝、一人の男性がトレーニングウエアに身を包み、千葉市内の川沿いを走っている。

髙橋康一さん（四九歳）。大手電機メーカーに勤務している。この姿をみた人のうち、いったい何人が、髙橋さんを深刻ながんを抱えた患者だと思うだろうか。

「どれぐらい走られるんですか」

「日によりますけど、三〇分から一時間ぐらいでしょうか。走ったり、歩いたりしていますけど。一回に走れる距離は五㎞ぐらいですね。多いときは土曜日と日曜日の両日とも走りますし、少なくとも土日のどちらかは走ろうと思っています」

「体にさわりませんか」

「問題ないですよ」

そう言って、神社の階段を一気に駆け上がっていった。

「運動すると、自分が病気であることを忘れてしまうし、頭もスッキリする。それとやはり、病気と闘うには、体力づくりをしなければいけないと思いますね」

向拝《こうはい》で賽銭を投げ、柏手《かしわで》を打ち、なにやら祈っている。

「自分の病気が治ることや家族の健康、あと同じ病気で苦しんでいる人がたくさんいるので、仲間がみんな助かるように、毎週ここに来て祈っています」

私たち取材班も髙橋さんと一緒に走ろうとするが、こちらの息があがってしまう。

それにしても、なぜ髙橋さんは進行がんを患いながら、これほどよい状態を維持できているのだろうか。

免疫チェックポイント阻害剤（59ページ参照）のキイトルーダ（一般名ペンブロリズマブ）が効いたからである。

がん細胞の遺伝子検査を受けたところ特定の遺伝子変異のタイプがみつかり、そのタイプに効果のある薬を投与した結果、がんがみごとに縮小したのである。

二二歳でまさかの直腸がん

髙橋さんのこれまでを振り返っておこう。

最初にがんがみつかったのは、二二歳のときである。すでに電機メーカーに就職し、システムエンジニアとして仕事をしていた。食欲もあるし、元気に職務を続けていた。

しかしある日、明らかな異変を感じた。便意を感じてトイレに行ったのだが、何かがひっかかったように出ないのである。

痔かなと思い、近くのクリニックを受診した。触診した医師は、すぐに大きな病院に行ったほうがよいと勧めた。言われるがままに総合病院で内視鏡検査を受けると、直腸がんで、すぐに手術をしなければいけないと告げられた。

年齢から考えて、まさか自分ががんになるなどとは思ってもいなかったので、驚きのあまり直後の記憶が飛んだ。報告した親も自分の息子ががんになったことを受け止めきれず、パニックになったと、あとになってから聞かされたという。

当時は茨城県の事業所に勤務していたので、両親が住む岐阜県内の病院で手術を受けることにした。髙橋さんがあえて聞かなかったからなのか、がんがどれぐらい進んでいるか、一切明かされなかった。

手術はうまくいき、二か月近く入院し、数か月間の自宅療養を経て職場復帰を果たす。抗がん剤治療はなかった。ただ、四か月に一度CTで検査をし、半年に一度は内視鏡で検査をする。術後二年目からは、CTの検査は半年に一度、内視鏡検査も年に一回と減った。幸い再発は認められなかった。

ただ、手術によって直腸が短くなっているので日常生活に差しつかえることはあった。たびたび便意を催す〝頻便《ひんべん》〟に悩まされたり、下痢になると一日に何十回もトイレに駆け込むことになったりした。特に出張などでは、お腹の具合がよくないと漏らしてしまうこともあるので、パッドを身に付けたり、ホテルのベッドにビニールシートを敷いたりして対策したという。

二一年後、大腸がんに

以来、定期的な検査を受けていたが、再発することはなかった。もう直腸がんは治ったと思い、がんのことも忘れてしまっていた。しかし二一年後の二〇一一年、大腸がんがみつかった。きっかけは職場の定期検診である。検便による大腸がん検査で潜血反応が出たのである。近場のクリニックに行き、内視鏡で調べてもらったところ、上行結腸《じょうこうけっちょう》（大腸の一部で、腹部の右側に縦に位置している部分）に明らかにがんと思われる組織がみつかった。

「ステージ3、もしくは4かもしれないが、専門医に調べてもらわないとわからない」と言われた。そのときの気持ちを髙橋さんはこんなふうに話した。

「二回目のがんですから、もしかしたら死んでしまうのかもしれないと思って、一時期かなり落ち込みました。仕事はどうなっちゃうんだろうと不安になって。二二歳のときにがんがわかったときよりも、ショックが大きかったような気がします」

千葉県柏市にある国立がん研究センター東病院を紹介されて、精密検査を受けると、ステージ3Aであることが判明した。リンパ節への転移があることもわかった。

最重度のステージ4の手前の3A。病院に備えつけのがんの解説パンフレットを読むと、大腸がんのステージごとの五年生存率（がんの治療開始から五年後に生存している人の割合）が記載されていた。ステージ3は七〇％。ステージ4が一〇％であることを知って、少し安心したという。

つらい抗がん剤の副作用

治療は、まず手術で病巣を取り除くことから始まった。

退院後に、5-FU（一般名フルオロウラシル）、レボホリナート（同ℓ-ロイコボリン）、エルプラット（同オキサリプラチン）という三つの抗がん剤を併用する「mフォルフォックス6」療法を一二クール、約半年間実施することになった。

「mフォルフォックス6」の副作用で厳しかったのは、吐き気とむかつき（悪心《おしん》）だ。吐き気を抑える薬をもらっていたので、実際に吐いたのは一度ぐらいだったが、むかむかして気持ちの悪い状態が続いた。副作用には個人差があって、何度も吐く人もいるのだというのを、あとで聞いたことがある。味覚障害や倦怠感もあった。

また、痺れが強いのもつらかった。特に足の裏の痺れが強く、歩きづらいという症状があった。抗がん剤の投与を繰り返すほどに、副作用がひどくなっていった。八クール目の頃、痺《しび》れがひどくなって指の感覚がなくなり、シャツのボタンを留められなくなったこともある。

それを主治医に告げたところ、日常生活に大きな差しさわりがあるならと、「mフォルフォックス6」はやめて、5-FUだけを一二クール行うことにした。

とはいえ、やはり副作用はあった。むかつきと倦怠感が強く、起きようという気力さえ出てこないこともあった。ただ、抗がん剤を使っていた半年のうちで、実際に出社できなかったのは一回か二回だけだったという。

大腸がんの再発

髙橋さんは、「五年間再発せずにもってくれれば〝卒業〟のような形になるのだけれど」と、祈るような気持ちで毎回定期検査に臨んだ。しかしその望みが打ち砕かれたのが三年半後。二〇一四年一一月、再発を告げられたのである。

こんどはS状結腸（大腸全体の下方に位置し、S字のように曲線を描いている部分）にがんがみつかった。大きさは五㎝。さらに腹膜播種《ふくまくはしゅ》も認められた。腹膜播種といえば、腹腔内にがん細胞が散らばってしまう、危険な状態の一つである。

「俺は死ぬんだな」一瞬、そんな思いが駆け巡った。ショックのあまり、数日間味覚がなくなった。手術を受け、腹膜播種の部分などを取り除き、なおかつ人工肛門を設けた。

退院後は抗がん剤治療が行われた。以前、副作用が強いため中断した「mフォルフォックス6」療法が再開された。それしか選択肢がなかったからである。このときもやはり、指の先など体の末端がしびれる副作用に悩まされた。

以降は、短い期間で再発を繰り返すようになる。一〇か月後の二〇一五年九月に右外《がい》腸骨《ちょうこつ》リンパ節に再発。腹膜播種も疑われ手術が行われた。ただ、このときは術後、抗がん剤治療は行われなかった。医師から「術後に使える抗がん剤がない」と言われたのだ。

五か月後の一六年二月に、さらに再発。右鼠径《そけい》リンパ節に転移が認められ、リンパ節の郭清《かくせい》（切除）手術を受けた。が、わずか三か月後の五月、大動脈周囲リンパ節に再発が認められたのである。また手術かと思ったが、医師は「できない」という。理由を聞けば、「この部分に転移した病巣を手術しても、ほかの場所で再発する可能性が高く、手術のメリットがないからだ」という答えだった。

抗がん剤だけの治療になった。

「もし抗がん剤の効果がなくなったら、どうしようという気になりました。手術と言われたら、取ればよくなるという希望がある。でもそれが今度はないわけで……、もう仕事もできなくなるだろうなと覚悟しました」

遺伝子検査でみつかった思わぬ変異

主治医もこれまでの外科医から内科の坂東英明医師にバトンタッチした。化学療法は、5-FU、レボホリナート、トポテシン（一般名イリノテカン）の三つの薬剤を組み合わせた「フォルフィリ」と呼ばれる療法に、アバスチン（同ベバシズマブ）を加えた治療を行うことになった。

やや暗い気持ちになっていたのだが、「捨てる神あれば拾う神あり」の諺《ことわざ》を地で行くようなことが起きた。坂東医師から思わぬ情報がもたらされたのである。

「うちの病院では遺伝子検査をやっているのですが、受けてみませんか」

スクラム・ジャパンの遺伝子検査に参加することになった。聞けば、遺伝子変異のタイプによっては、いままでの抗がん剤とは違う、顕著な効果が期待できる薬や、副作用があまりない薬に巡りあえるかもしれないという。これは大きな魅力だった。しかも治験ということで、費用がかからないというのも助かった。髙橋さんは快諾した。

がん細胞の検体を検査機関に送り、結果を待った。

約一か月後、結果を聞くため坂東医師を訪ねたところ、遺伝子にどの程度変異があるのかを示す現象である「マイクロサテライト不安定性」が高かった。レベルはMSI-H（高頻度マイクロサテライト不安定性）、つまり二か所以上のマーカーがマイクロサテライト不安定性を示した。

MSI-Hになる人は、大腸がんの患者全体のわずか一〜二％という。その少数のなかに入っていたのである。しかも免疫チェックポイント阻害剤が効くタイプだ。

免疫チェックポイント阻害剤に望みを託す

ここで少し説明が必要だろう。

坂東医師によれば、MSI-Hの場合は、私たちの体に備わっている「遺伝子の傷を修復する機能」が働かない状態になっているという。したがって遺伝子の傷が修復されないまま、その傷が集積してしまう。MSI-Hがかかわる大腸がんは、上行結腸や横行結腸《おうこうけっちょう》（大腸全体の上部で、横に位置している部分）といった部位に発症しやすい傾向にある。また、高橋さんのように若年でがんを発症するケースも多い。

こうしたタイプのがんは、免疫チェックポイント阻害剤が効果的であることが、ほかのがんに対する症例でも報告されている。

免疫チェックポイント阻害剤については第二章で説明したが、一言でいえば「がん細胞を排除する免疫システムが機能しなくなっている原因」を取り除く薬である。

薬に含まれるPD-1抗体が、免疫機能の作動を止めているブレーキを解除し、再びがん細胞を攻撃する機能を取り戻すように働くわけである。

髙橋さんは、免疫チェックポイント阻害剤はがんによく効くという情報を知っていたので、もしかすると助かるかもしれないと思った。

「治療しますか?」と聞かれたときも、「やります」と即答した。

遺伝子検査の結果を聞いた日はたまたま、フォルフィリとアバスチンによる抗がん剤治療の二回目を受ける日だったが、中止してもらった。急きょ方針転換し、免疫チェックポイント阻害剤の治療を受けるための検査を行うことになった。

フォルフィリ療法には、吐き気、倦怠感、脱毛といった副作用に加えて、頭が冴えて眠れないという症状が伴うのも嫌だった。この副作用から逃れられると思うと嬉しかった。

一回の投与で腫瘍マーカーが正常に

治療のための検査から二週間後の二〇一六年六月二三日、一回目の治療が行われた。投与された薬はキイトルーダ（一般名ペンブロリズマブ）である。

その日、お守りを一〇個もって投与に臨んだ。母や姉、がん患者の仲間からもらったりしたものだが、入院や大事な治療のときには携えていくことにしている。病気になる前は、特に神頼みをするほうではなかったが、病気になってから変わった。神社にお参りするようになったし、お守りをもって祈ると、気持ちが落ち着くからだ。

一回目の投与が終わった。副作用を抑える薬は処方されなかった。初めての経験だったが、高熱が出た。ただ、副作用といえるものはそれだけで、軽い頭痛や喉の痛み、多少の倦怠感はあったが、これまでの抗がん剤に比べると、ごく軽いものだ。以前の抗がん剤では倦怠感が強く、階段で息が切れたりして、出張に行けないこともあった。しかしキイトルーダには、そういう副作用はない。

「あまりにも副作用が軽いので、逆に効いているかどうか不安になるぐらいでした」

しかも嬉しいことに、一回の投与で腫瘍マーカー（がんの進展とともに血液中に増加する物質で、血液検査でわかる）が正常化した。CEA（大腸がんをはじめ多くのがんで検出される）とCA19-9（膵臓がん、胆管がんなど多くのがんで検出される）の二つのマーカーで測定するが、まずCEAは、治療開始前の五月の段階では七・九と、基準値「五以下」よりも三近く上だったのだが、一回目の投与から三週間後の数値が、三・八と一気に四も低下し、正常化していた。CA19-9の基準値は三七だが、一回目で一三・二まで下がっていた。

髙橋さんによれば、うまくいきすぎて怖いぐらいだったという。たった一回の検査だけで喜ぶのは早い、肝心なのは長く効果が続くことだと気持ちを引き締めた。坂東医師によれば、こうしたことは珍しくはないが、手応えのある治療効果であったという。

腫瘍自体も九週間で四三％縮小

その後、二回目、三回目と投与が行われたが、高熱も出ず、安心した。ただ、九週間に一度行う画像検査のことを思うと、不安がないわけではなかった。

坂東医師から、「腫瘍マーカーというのはあくまでも目安である。画像を確認しないと効果は正確に判定できない」と釘を刺されていたからだ。

八月二六日、髙橋さんはかなり緊張していた。実はこの日が、画像診断の日だったのだ。その日を迎えるまで、ずっと祈るような気持ちだったという。

「少しでも小さくなっていればいいですが、もし悪くなっていたらどうしようか、という不安があります。期待はしています。でも、いままで何度も裏切られてきているので、あまり期待しすぎないように努めています。だから祈ることしかできないんですけどね」

待合室に座って名前が呼ばれるのを待つ髙橋さんは、ソワソワし、話をしても言葉の端々に不安と緊張が感じられた。

「あまりいろいろと考えてもしかたないし、考えても結果は変わらないので、考えないようにしています。この待ち時間がいちばんキツいですね。だから、ひたすら院内のテレビを見たり、スマホをいじったりして気を紛らすか、目をつぶって精神統一しています」

しばらくして、髙橋さんに入室を促す声がした。「どうぞお入りください」。

坂東医師は、体調を簡単に聞いたあと、キーボードを叩きながら、検査結果を伝える準備をしている。まず血液検査に関しては問題がなかった。次に肝心のＣＴの結果である。転移があった大動脈周囲リンパ節のあたりを指しながら、こう言った。

「かなり腫れていたのですが、小さくなっています。測定してみると、治療開始前には長径二三㎜だったのが今回一三・一㎜に縮小し、四三％ぐらい縮小しています。三〇％以上縮小していれば効いているという基準ですから、それに照らすと、よく効いています。体調が大丈夫だったら、このまま治療を続けましょう」

「はい、お願いします」

結果報告を聞いたあと、髙橋さんに質問すると、安心しきった表情だった。

「嬉しいです。生き延びたという感じです。希望がもてます。ありがとうございました」

坂東医師も、結果に手応えを感じているようだ。

「米国臨床腫瘍学会では、この薬が効くという報告がありました。私自身、この薬で大腸がんの患者さんを治療するのは初めてだったのですが、今回、髙橋さんを治療してみて、報告どおり、やはり効果があることが確認できました。アメリカでは一年間追跡したデータが公表されているのですが、半分以上の方によく効いているという結果が出ています。

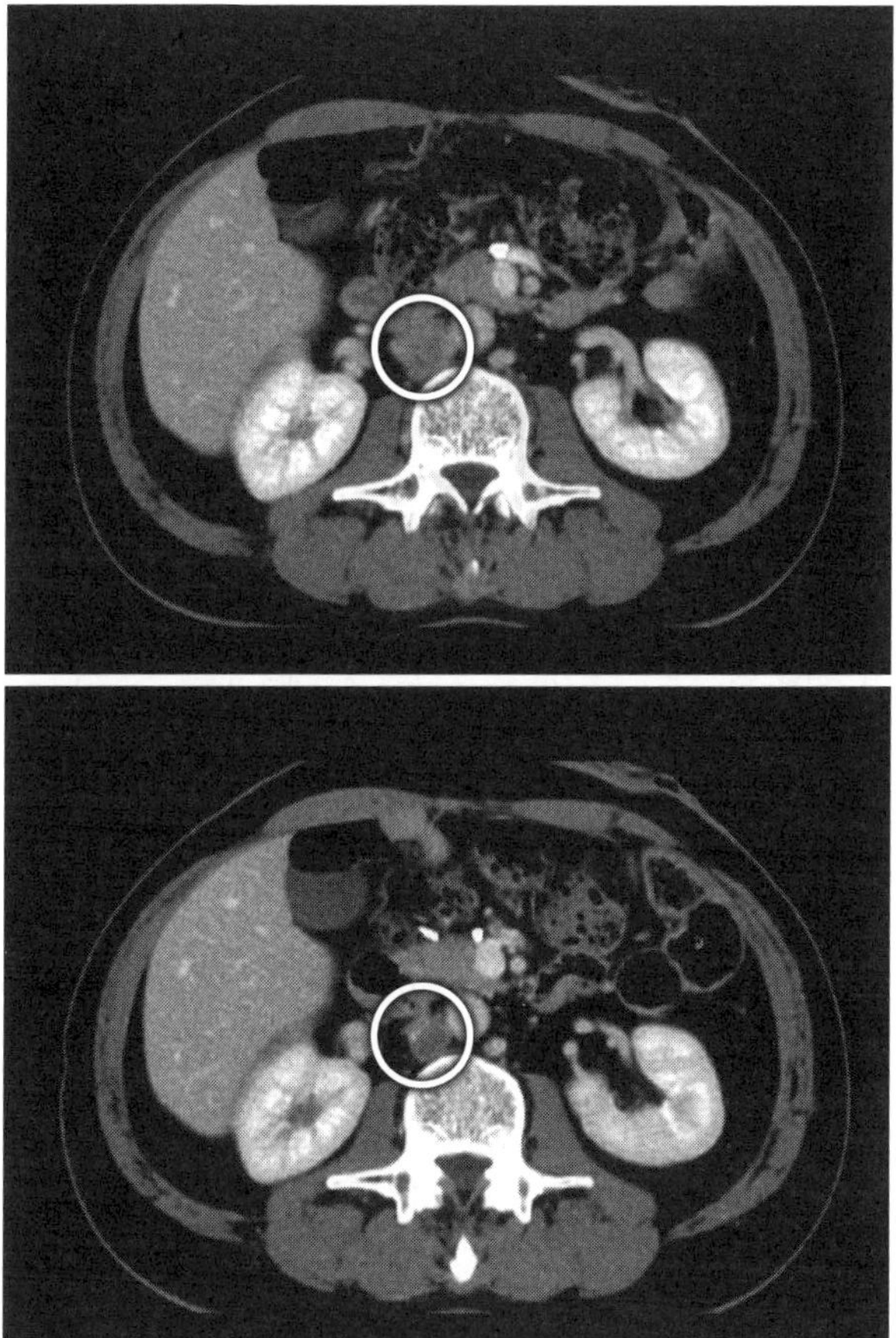

髙橋さんの大動脈周囲リンパ節のCT画像。キイトルーダによる治療開始前、転移したがんの長径は23㎜（上図丸囲み部分）あったが、9週間後には13.1㎜に縮小した（下図丸囲み部分）

髙橋さんの場合も効果が出ているので、ずっと治療を継続していくことになると思います」

診察室を出た髙橋さんは、それまでの不安と緊張から解放されて、ちょっと気が抜けたような状態になっていた。

「がんも小さくなっていて、転移もないと。嬉しくて……。でも『やった』という感じではなく、『ああ〜、よかった』という感じです」

心の底から安心したという心境があふれている。続けてこうも言う。

「もしこの治験がなければ、従来の抗がん剤による副作用に苦しんでいたと思うし、もしかしたら長生きができなかったかもしれないので、この薬のおかげでいま僕は元気でいられる。非常に自分はラッキーだったと思うし、感謝しています」

がん患者とは思えない仕事ぶり

これまでどおり仕事ができることも嬉しかった。

金曜日に会社を休んでキイトルーダの投薬を受けるのだが、頭痛や倦怠感といった副作用は土日の間にだいたい収まるので、月曜日から支障なく仕事に取り組むことができる。

高橋さんの会社の同僚も、病気のことは知っていても、知らなければそれと気づかないぐらいの元気さだと言う。通院などによる欠勤はあっても、普段の仕事ぶりからは手術や治療を受けているがん患者の風情はまったく感じられないようだ。

仕事中の高橋さんに話を聞いた。

「この薬に出会えたおかげで、仕事がこうしてできていると思います。仕事に集中していると病気のことを一切忘れられるので、ありがたいです。ずっと病気や再発のことを考えていたら、気持ちがもたなくなってしまうと思いますからね」

治験が終わったあとの心配

ところで、キイトルーダで治療を続けることでがんが縮小し、最終的には見えなくなるぐらいまで撃退することはできるのだろうか。坂東医師によれば、海外の事例では、キイトルーダによる治療で「完全奏功《そうこう》」になった例もあるという。つまりリンパ節への転移が実質的に認められなくなったという状態である。

ただ、それに対して高橋さん自身は、かなり冷めた反応であることが印象的だった。

「もし奇跡的に、いまの薬でがんが消えてなくなってしまえば、それがいちばんありがたいですけれど、あまり高望みはしていないですね。あまり期待しすぎると、それが外れたときのショックが大きいので。そもそも今回の薬の効果は期待以上なので、それで十分満足です」

それよりも髙橋さんが気になっているのは、治験が終わったあと、もしがんが再発したらキイトルーダは使えるのか、ということである。

髙橋さんの場合、治験期間は最長で三年だ。二〇一七年七月現在、すでに一年が経過したので、あと二年で終わる。それまでに髙橋さんの大腸がんのタイプに関してキイトルーダが国内で承認されなければ、その後は高額の自己負担が発生するのではないかと髙橋さんは心配しているのだ。「お金を工面してでも治療を続けたい」と言いながら、「いつまで貯金がもつのか」という不安を抱えている。

ただし、髙橋さんの大腸がんのタイプに対応するキイトルーダについては、アメリカではすでに承認されているため、日本でも治験がうまくいけば承認される可能性があると言われている。

二〇二〇年、この目で東京オリンピックを見る

髙橋さんは、キイトルーダによる治療を受けられたことで、以前考えていたよりも長く生きられるという希望につながった。この意味はとても大きい。

「僕の命の感覚では、〝いまのままだと半年は大丈夫だろう。あと一年も、たぶん大丈夫。でも二年はどうかな〟というとらえ方なんですね。何十年も生きられるとは思っていないんです。でも、できれば二〇二〇年の東京オリンピックは見たいなというのと、かなうなら親より先には死にたくないな、というその二つが希望ですかね」

その後も治療を続けた結果、現在のところ経過は良好に推移している。

二〇一六年八月二六日の検査の際に長径一三・一㎜だった大動脈周囲リンパ節のがんは、二〇一七年三月の検査では八・五㎜まで縮小した。さらに、七月のCT検査では八・〇㎜まで縮小していることがわかった。治療前に二三㎜だったことを考えれば、大きな効果があったことがわかる。

坂東医師からも、「確実に奏功しています。リンパ節のがんは一〇㎜に満たなければ問題はなく、がんの死骸が残っているだけかもしれません」と嬉しい説明を受けた。

ただ、治療は続けたほうがよい、と勧められた。やめた場合のリスクを考慮してのことだろう。

髙橋さん自身は、従来型の抗がん剤に比べればキイトルーダの副作用は少ないと感じているが、二〇一七年五月頃から筋肉痛や倦怠感が悪化してきたという。かなりつらい日もあるが、それでも日常生活が送れなくなるような支障はなく、毎日通勤して、なんとか仕事もこなしている。いまのところ、毎週のウォーキングも欠かさない。

二〇二〇年の東京オリンピックを見るという目標を胸に抱きながら、いままで再発を繰り返してきた髙橋さん。「期待をもちすぎずに、日々、祈るように暮らしています」と、あくまでも慎重である。

ステージ3の肺がんから復帰

プレシジョン・メディシンによって、著しい治療効果を見出せたケースがほかにもある。

藤沢景子さん（仮名。六〇歳）の事例だ。

藤沢さんが、がんの疑いがあると告げられたのは二〇一二年一〇月のこと。職場の定期検診で受けたエックス線で肺に影がみつかったのだ。

大学病院でCTの精密検査を受けたところ、がんの疑いが強まったため手術を受けた。仕事を続けられる状態ではないと思い、手術の前に退職もした。術後の病理検査の結果、非小細胞肺がんであることが判明。

検査の結果はステージ3A。これといった症状もないのに、信じられなかった。「なんで私が?」という気持ちが強く、受け入れられなかった。

ただ、転移がなかったのが幸いだった。年明け一月から術後補助化学療法として、従来型の抗がん剤であるシスプラチンとビノレルビンの二剤併用による化学療法を行う。吐き気、倦怠感、食欲減退などの副作用に苦しめられた。

二か月に一回の検査を受け、術後一年が経過した二〇一三年暮れ、再びがんがみつかる。あろうことかステージ3Bで、こんどは手術ができないと言われた。翌年二月に入院し、それまで使っていなかった抗がん剤カルボプラチン(一般名も同じ)とアリムタ(一般名ペメトレキセド)の二剤併用による治療を開始。嬉しいことに、こんどは副作用がほとんどなかった。

分子標的薬でがん縮小

その頃、主治医の勧めでがん細胞の遺伝子検査を受けた。肺がんにかかわる遺伝子変異のうち、対応薬のあるおもなものはＥＧＦＲの遺伝子変異とＡＬＫ融合遺伝子の二つだが、残念ながら、藤沢さんの場合は変異がみつからなかった。ところが、肺がん患者のわずか一％にしか確認されないという異常な遺伝子、ＲＯＳ１融合遺伝子がみつかった。

二月から続いていた二剤併用による治療は、六月にはアリムタ単剤での治療に変わっていた。その後も九月まではアリムタによる治療を続けたが、一貫して副作用が少なく体調が安定していたので、仕事を再開することもかなった。

ただ、藤沢さんがＲＯＳ１融合遺伝子をもつことがわかっていたため、主治医からは、専門病院へ移るよう説得された。藤沢さんはアリムタによる治療を続けたかったが、主治医の強い勧めで二〇一四年一二月に転院。ＲＯＳ１融合遺伝子に有効とされているザーコリ（一般名クリゾチニブ）という分子標的薬の治験が行われていたため、それに参加することになる。一日二錠を服用した。倦怠感や吐き気などの副作用があったが、がんはみるみるうちに小さくなった。それから二年半を経た二〇一七年七月現在、右肺の影はほとんどなくなり、左肺にも、わずかな影が見えるだけ、という状態にまで改善している。

加えて、治験段階にあったザーコリは二〇一七年五月に承認され、保険適用にもなった。

ステージ3Bから現在の状態まで劇的に回復した藤沢さんだが、気がかりな点もある。いまは効いているザーコリだが、そのうちがんが耐性をもつのではないかということだ。そうなったときに、代わりになる薬剤があるかどうか——もちろん、現在多くの新薬の治験が行われているので、新たな薬ができることを期待してもいる。

藤沢さんは、インターネット上にあるROS1融合遺伝子をもつがん患者のためのサイト(https://ros1cancer.com/)などを参考に、ROS1融合遺伝子に効く分子標的薬がほかにもないか、新しい治療法がないかなど、翻訳ソフトを使いながら日々読み込んで情報をアップデートしている。効果が四年以上続いている人がいるなど、前向きな情報も多く、励みにもなる。今後も希望を胸に、最新情報の勉強を続けるつもりだと言う。

ステージ4の肺腺がん、手術不能

スクラム・ジャパンに参加して遺伝子検査を受けても、薬に結びつく遺伝子の変異がみつからない、というケースは少なくない。

肺腺がんを患う瀬原進さん（七〇歳）がそうだった。

適した薬がみつからず内心穏やかではないはずだが、一歳の孫が幼稚園に入園するまでは生きていたいという思いから、たとえ抗がん剤が効かなくなっても、わずかな可能性をもたぐり寄せながら、新しい治療に挑戦し続けている。

瀬原さんの体からがんがみつかったのは、勤務していたフィルム印刷会社を六五歳で退職した直後の二〇一三年のことだった。

同年秋、風邪をこじらせ、肺炎にでもなったのかと心配になり近所の医院で受診したのがきっかけだった。瀬原さんはヘビースモーカーだった。がんの可能性も考え、CTを撮って腫瘍マーカーを調べたところ、肺に腫瘍らしきものが写っており、腫瘍マーカーが異常な値を示していた。

医師は、千葉県柏市にある国立がん研究センター東病院に紹介状を書いた。

初診の日は、あいにく台風が去った翌日で高速道路は通行止め。一般道を運転するも、一部冠水していて思うように車が流れない。予約時間にぎりぎりのタイミングで病院に辿り着いた。前途多難を予感させるスタートだった。

診察の結果は、肺腺がん。ショックだったのは、がんは肺に留まらなかったことである。CTやMRIでもわからず、PET（陽電子放射断層撮影）でようやく腰の骨にも転移していたことがわかった。がんはかなり進んでおり、ステージ4であることも判明した。

さらに衝撃を受けたのは瀬原さんが、「いつ手術ですか」と聞いたときだった。本人は、手術して取るものを取ってさっぱりしたいという心づもりだったが、「手術はできないので、抗がん剤で治療します」と言われたのだ。

「あとはまな板の鯉だよ」

覚悟を決めた瀬原さんは、標準治療を受けた。抗がん剤のほか、途中で放射線治療も受けた。使った抗がん剤を一覧すると、まずカルボプラチン、タキソール（一般名パクリタキセル）、アバスチンの三剤を使った治療。その後、アリムタ単独による治療。

さらに、二〇一五年一〇月から翌一六年二月までタキソテール（一般名ドセタキセル）による単剤療法。三月から夏まではオプジーボ（同ニボルマブ）の単剤療法を行った。

「〝効かなくなると、薬を変える〟というプロセスを繰り返していた」（瀬原さん）という。

高熱、脱毛、不眠、さまざまな副作用と闘う

瀬原さんは抗がん剤治療に明け暮れた四年間を振り返ってこう言った。

「もうね、体、痛めっぱなしですよ」

副作用に苦しんだのだ。最初は脱毛。「一週間ぐらいで抜けてきます」と言われたら、ほんとうに抜けてきて、床屋に駆け込んで短く刈ってもらった。

スリッパが脱げてもわからないぐらい足の感覚が失われたことがあった。体じゅうがかゆくなったこともあった。困ったのは夜、眠れなかったときだ。うとうとしたかと思ったら起きる。みんなは気持ちよさそうに寝ているのに、自分だけが眠れない。早く朝が来ないかと思うことが何度もあった。タキソテールで治療していたときは高熱が出て、なかなか下がらず苦しんだこともあった。ひどい二日酔いのような状態で、足元はふらつき、天井が動いているように見える。カーテンも踊っているような錯覚を覚えるほどの症状だった。

「自分なりに闘ってきたけど、家族にも相当迷惑をかけたよ」

ずっと夫を支えてきた妻の直子さんも、苦しそうな様子をみて、かわいそうだなと思うものの、どうすることもできずつらかったと胸の内を語る。これだけ苦しんで、少しでも

よくなっているのなら我慢のし甲斐もあるが、結果は思ったほどではなかった。

「ショックですよね、よくなっていないってことは。こんなにもつらい思いをしているのにって」（直子さん）

孫が幼稚園に入るまでは生きたい

こんな状態が続くと、普通は気持ちが折れてしまうものだが、常に前向きでいられたのは、竹を割ったような性格に加えて、孫の存在も大きかったようだ。

一歳になったばかりの男の子、大翔《やまと》くん。闘病中に生まれた希望の星である。

「孫が生まれてからは、気持ちが明るくなったよ。こいつの笑顔を見たら腰の痛さも忘れちゃうよ」

自分の子供は面倒見なかったくせに、孫はせっせと世話していると口をとがらせる直子さんを横目に、「一日でも長く一緒にいような」と相好《そうごう》を崩している。

「もっとじいちゃんらしいことをしたい、孫が幼稚園に入るまでは生きたい」

その思いが、瀬原さんの大きな精神的な支えになっている。

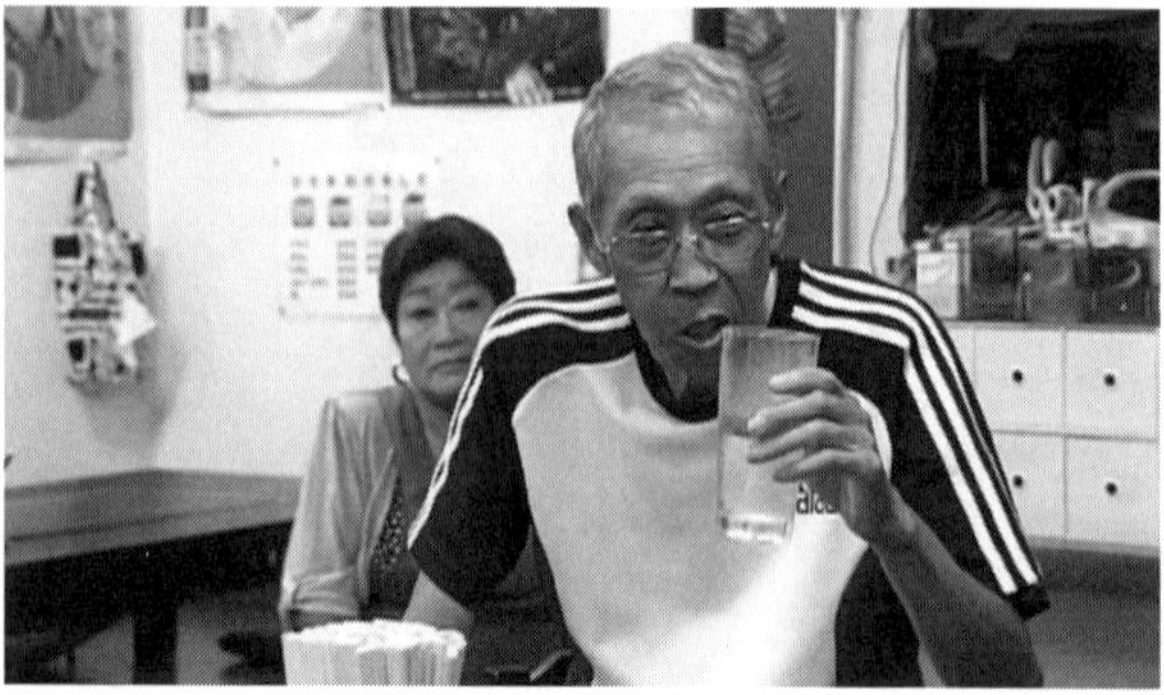
直子さん（後ろ）が営む店でお酒を飲む瀬原進さん

町内会の仲間と話して気分転換

もう一つ、瀬原さんの心の支えになっているのは、町内会の仕事だという。

秋のある日、町内会のパトロールに同行した。同乗した車からは、ずっと振り込め詐欺への注意を呼びかける音声が流れている。

「市内では、振り込め詐欺被害が発生しております。犯人は、警察官、銀行員を詐称し、あなたのキャッシュカードをだまし取ろうとしています」

パトロールの時間帯は小中学生の下校時間でもあるので、子供の見守りという目的もあるようだ。パトロールを始めたのは、がんになる三年前から。がんになってからも町内会の活動を続けているのはなぜなのだろう。

「元気になるからね。目的がなかったら病気も悪くなってしまう。こういう活動が外出のきっかけになる。だからこうして元気なんだ。それにおいしい酒が飲めるしね。医者にこれを言ったら怒られるかもしれないけど。先生、このあいだ、肝臓は大丈夫って言っていたからな、ははは」

がんの治療を始めた頃は顔色が冴えなかったが、「ほんとうにがん？」と仲間から言われるぐらい調子が良くなったという。

直子さんが営むお好み焼き店に行くと、瀬原さんがお酒を飲んでいた。時間があると店に顔を出すという。「いないと、知り合いが心配するからな」と言いながら、頻繁に〝出勤〟している。

訪ねてきた知り合いと他愛もないことを話す。これもまた楽しい。取材の日も、町内会のメンバーが店に食事に来ていた。

町内会のメンバーは瀬原さんよりも年上が多い。開放的な性格の瀬原さんは、自分ががんであることを周囲に話したところ、会のメンバーのなかにがんの経験者が複数いることがわかった。

がんの経験者と話すと、気分的にも軽くなるという。

「話すということはいいことですよ。聞いてくれる人がいるということはいいこと。本気で聞いてくれる人がいるからね」

名前が〝進〟だから、進むしかない

その頃、瀬原さんは新しい治療法を模索し、がん遺伝子治療にたどり着いた。

二〇一六年夏まで前記のような抗がん剤治療を続けてきたのだが、肝臓に転移していた腫瘍が大きくなりはじめ、治療に手詰まり感が漂いはじめた。

そんなとき、主治医で、国立がん研究センター東病院呼吸器内科長の後藤功一医師から、スクラム・ジャパンへの参加を提案されたのだ。後藤医師はスクラム・ジャパンの肺がん部門の研究代表者も務める。

「後藤先生は自分のことを〝攻めの後藤だ〟と言うんですよ。俺も『名前が進だから、進むしかないんですよ』と返した。だから、受けて立ちましょうというわけだ。ありがたいといえばありがたい話です」

「これまで期待して裏切られることの連続だった」という妻の直子さんは、正直なところ、いままでの薬でいいのではないかと思っていた。しかし腫瘍マーカーの数値は上がり、肝臓にも転移するという状況だ。ほかの治療法を考えなければという夫の気持ちも理解できた。夫は言い出したら人の言うことを聞くタイプではないことも、よくわかっていた。

遺伝子変異を調べて、それに合った薬を処方する。うまく変異がみつかれば、自分もその最先端治療を受けられる――瀬原さんは、その治療法に希望を感じていた。

「これまでの抗がん剤っていうのは、体全体を痛めつけてしまう。俺が味わったように、頭のてっぺんから足の先までおかしくなってしまう。でも、遺伝子を調べてやる治療というのは、薬を効かせたいがん細胞にだけ当てて治療する。副作用で体がおかしくなるってことが、もうなくなるんだよね」

さらに瀬原さんはこう続けた。

「俺がそういう研究に関わって、その結果が自分のためになるんだったらいちばんいいけれども、そうではなかったとしても、これから他の患者さんのプラスになればいいと思うんですよ。だったら協力するよと。かっこいいでしょう、かっこよすぎるな（笑）」

治療の目的は抗がん剤を使うことではない

二〇一六年一〇月三日、いよいよ、瀬原さんの遺伝子解析の結果を聞く日がやってきた。

瀬原さん夫妻、そして孫の大翔くんも母親と一緒に来てくれた。

そわそわして落ち着かない妻の直子さんの、少し苛立った声が聞こえてきた。

「プラスに考えても、いつも裏切られちゃうんだよ」

瀬原さんも強めの口調で返す。

「何バカなこと言ってんだよ」

「効くかなと思ってても、効いてませんでしたとか言われるじゃない」

直子さんにしても納得したい気持ちはもちろん大きい。しかし現実は、期待はずれの結果を突きつけられることがあまりにも多かった。だから直子さんにとって〝期待しない〟ということは、あとにできるだけ落胆しないで済むために身につけた、一種の処世術なのかもしれない。

険悪な空気になりかけた夫婦を、大翔くんの母親がなだめる。

「半分ずつの気持ちでいればいいんじゃない？　大丈夫かな？　ダメかな？　って」

瀬原さんも、トーンダウンした口調で重ねる。

「いまの医学っていうのは何とかなるもんだよ、こんだけ進んでるんだから」

そう言う瀬原さんも、どこか自分に言い聞かせているようだった。

「おはようございます」。順番が来た。後藤医師は瀬原さんに体の具合を確認すると、あまり無駄な話もせず、本題に入った。

「結論から先に申し上げると、対応する薬のある遺伝子変異はみつからなかったです」

顔を曇らせた妻の直子さんとは対照的に、瀬原さんは淡々としたもので、そういうことなら仕方がない、という表情だ。

医師は、これからの治療をどうするか、という点に話を移した。今後の治療の案としては、これまで使っていない抗がん剤を使った治療をやるかどうかということと、その抗がん剤としてはTS-1があるが、効果が高いわけではない、という説明がなされた。

さらに、こう続けた。

「瀬原さんが治療を受けることの目的は、抗がん剤を使うことではないですからね。瀬原さんが長生きすることです。それだけが唯一の目的。だから、このTS-1を使うことで効果があればいいけど、副作用はありますから。僕はどちらかというと攻める方だから、抗がん剤をやりますか？ という話はしますけれども、でもそれがほんとうに瀬原さんにとってプラスになるかどうか。これは神様にしかわからない話です」

それでも前へ〝進〟む

しかし、瀬原さんは新しい治療法を提示してほしかった。

医師は代替案を出してきた。それは、従来のある抗がん剤にもう一つの薬を加えた治験の提案である。二つの薬を併用することで、その抗がん剤の効果が少し上がるというデータがあり、その治験がいま進行中だというのである。

ただ、五〇％の確率でプラセボ（偽薬《ぎやく》。治療効果がない）に当たる可能性もあるという。どういうことか。治験によっては、薬の効き目を正確に検証するため、本物の薬を投与する人と、薬に似せた別物（プラセボ）を投与する人に分けて比較することがある。瀬原さんに提案された治験はこのタイプだった。診断を担当する医師の主観も排除するため、当の医師にも、目の前の患者がどちらのグループに振り分けられるかはわからない。治験に参加するということは、実験台となることなのだ。

それでも瀬原さんは治験に積極的だった。

「自分はやっぱり前へ前へ行きたいですしね」

ふたたび医師は、瀬原さんが前向きになっている治験に関して、次のように念を押した。

「抗がん剤治療をしないほうが、長生きにつながるかもしれません。もちろん抗がん剤を使わなければ進行することになるかもしれないけれど、抗がん剤を使っても、効かずに進行した場合には副作用によって体を痛めるだけの結果になってしまう」

副作用に苦しむ夫を見続けてきた直子さんも「やらないほうがいいんじゃないの？」と消極的だ。

しかし、瀬原さんの気持ちは変わらなかった。

「名前が〝進〟だから大丈夫」

私たちは後藤医師に、瀬原さんの遺伝子検査の結果について尋ねてみた。

「現時点では、肺がんの患者さんのなかで、対応薬のあるドライバー遺伝子の変異がみつかって分子標的薬にたどりつける人は、だいたい四人に一人なので、瀬原さんのケースが特に珍しいわけではないのです」

　補足すると、ドライバー遺伝子とは、がんの発生・進展において直接的に重要な役割を果たす遺伝子のことである。

今後の医療の発展のために

　二〇一六年一〇月二五日、瀬原さんは治験のため、国立がん研究センター東病院に入院した。翌日、病室を訪ねると、昨夜は眠れなかったという。その日はなぜか、いつもの強気はなりを潜め、少し弱気な印象も感じられた。副作用について、やはり不安がある。しかしあまり不安を顔に出していると家族が心配するから、とも話していた。

　それでも治療を頑張れるのはなぜだろう。

「やっぱり意地があるし……意地といっちゃおかしいけど、先生もあれだけ協力してくれるんだったら、俺もそれをやろうかという気持ちになる」

　その後の治療はどうなったか――。まず、二剤併用の治験は残念ながら効果を示さず、二か月間続けたが、投薬をやめることになった。

「俺はね、これで効かなかったら次にいくつもりでいるから。それだけは誰がいおうが、家族どうのこうのじゃなくて」

その言葉どおり、以前使ったことのある薬を再び点滴することになった。しかし今回は効果が見られず、肝臓に転移した腫瘍が大きくなり始めたので、その薬もやめた。

瀬原さんは以前、こう語っていた。

「前に進んで治療をして、ダメでも別の治療にどんどん進んでいきますよ。それで結果が出なかったら冗談じゃないよって思うかもしれないけど、それはそれでしょうがないものね。最後まで自分なりの責任はとりたい」

現時点では遺伝子変異はみつかっていないが、今後新しい知見が発表されるかもしれない。ずっと瀬原さんを診てきた後藤医師は、治療薬のある遺伝子の変異がみつからなかった場合でも、そのデータは間違いなく今後のがん治療に役立てられていくという。

「皆さんのデータベースと検体を用いることで、いまの時点ではわかっていない遺伝子変異、もしくは遺伝子とは別の、何らかのターゲットが今後みつかってくる可能性がありま す。ですから、われわれはそのデータベース、検体を広く研究者に供給することで、必ず新しい知見に結びつけます。また、その知見に対する新たな治療薬の開発が進みますから、皆さんの協力が医療の進歩につながっていくことは間違いないと考えています」

瀬原さんが、「俺はこれまで人のためになることなんてしてこなかったんだから」と笑って話したことがある。

たとえ治療薬のある遺伝子変異がみつからなくても、遺伝子検査を受けることで、自分だけでなく、家族、そしてほかのがん患者のために役立つことができれば、それでよいのだという。後藤医師の言葉は瀬原さんの思いに応えるものだといえるのではないだろうか。

第四章

独自路線を模索する医療機関

北海道大学病院の試み

スクラム・ジャパンとは別に、個々の医療機関や大学病院単位でプレシジョン・メディシンを展開する動きもある。

その一つが北海道大学病院である。二〇一六年四月から、「がん遺伝子診断外来」を開設した。これまでは遺伝子を一つずつ調べていたが、同大学では、大学内にある「次世代シーケンサー」を使って一六〇の遺伝子を高速で解析する一連のシステムを、三菱スペース・ソフトウエアと共同でつくり上げた。どこに遺伝子変異があるのかを短時間であぶり出し、最適な薬をみつける。

北海道大学病院独自のこの検査システムは、大学の前身である札幌農学校の初代教頭クラーク博士にちなんで、「クラーク検査」と名づけられている。

クラーク検査は、約二週間という速さで結果が判明するため、一刻を争うがん患者にとっては心強い存在である。

子宮がんを患った佐々木宏美さん（仮名）の例をたどりながら、どんなシステムなのかをみていこう。

受診が遅れて重症化した子宮体がん

まず、遺伝子検査に至るまでの経過を振り返りたい。

佐々木さんが貧血で倒れ、救急車で道内のS病院に運ばれたのは二〇一四年一月、五六歳のときだった。実はそれ以前から月経がひどく、更年期障害かと思っていた。「いずれにしても婦人科だろう」と受診を躊躇しているうちに出血がひどくなっていった。

奇しくも誕生日の午前中、パートの勤務が終わったら必ず病院に行こうと思っていたら、出勤後間もなく貧血で倒れてしまったのである。

検査の結果、進行した子宮体がん（子宮の太くなった部分の粘膜から発生するがん）と告知を受けた。「え？　私ががん？」と頭が真っ白になったという。手術は四時間に及び、子宮や卵巣、周囲の付属器官、リンパ節の切除箇所は四〇～五〇にも及んだ。

ステージは3C。最重度が4だから、その一歩手前だったということになる。佐々木さんが医師に「五年生存率はどのぐらいですか」と聞くと、「四〇～五〇％」と言われた。

翌々月から抗がん剤による治療が始まった。処方されたのはパクリタキセルとカルボプラチン。何度も吐き、自分の体ではないような、身の置きどころのなさを味わった。

副作用に苦しんだわりに効果はなかったようで、半年後に再発を言い渡された。また手術が行われ、術後は再び抗がん剤治療となった。副作用のせいなのか肝機能が悪くなり、抗がん剤を変えて治療を続けたが、がんの勢いは強く、こんどは両肺に転移してしまう。

強い薬をお願いします

大きながんのある右肺の一部を切除。しかし間を置かず、また右肺に新たながんがみつかり、大きいものは直径五㎝ほどに増殖、それ以外にも細かいがんが両肺にできていると言われた。主治医は「もはや手術は意味がない」と判断。抗がん剤治療を続けていたのだが、あるとき医師から聞かれた。

「強い薬に切り替えるか、生活の質を落とさない今の薬を続けるか、どうしますか」

佐々木さんは、副作用が強くても、なんとかこのがんの勢いを少しでも抑えたいと考え、「強い薬をお願いします」と答えた。薬は効果を示し、腫瘍マーカー（CA19-9）の数値は四〇台に抑えられたのだが、体は悲鳴を上げていた。腎機能が悪化しており、このまま薬を使うのは危険だと判断、治療は中断された。

「どうしますか」と問うてきたときの、主治医の言葉が忘れられない。

「このまま治療をしないと、余命は半年ぐらいです。緩和ケアに移る選択肢もありますが、どうしますか」

緩和ケアは、もう先がない人が行くところという先入観があった。これまで副作用が強くても頑張ってきたのだから、まだ諦めきれなかった。佐々木さんは主治医に訴えた。

「もうちょっとというか、できるだけ頑張りたいです」

選択肢にある抗がん剤はすべて使ってきた。思案しながら主治医はこう言った。

「ちょっと考えさせてください。こんどの外来の日まで、考えておきます」

新聞で北海道大学病院の遺伝子診断を知る

治療の選択肢が限りなくゼロに近づいていた。

「まだ頑張りたい、もう少し生きたい」

そう話す妻の姿をみて、夫の孝さん（仮名）は、「何かできることはないのか」とずっと考えていた。そんなときは、ちょっとした新聞記事でも見逃さないものだ。

北海道大学病院で、二〇一六年四月から「がん遺伝子診断外来」を始めるという記事をみつけたのである。記事を読むと、遺伝子検査を受けることで、患者に合った薬がみつかるかもしれないと書いてあった。みつからない場合もあると書かれてはいたが、希望が見出せた瞬間だった。「妻はもう少し長生きできるかもしれない」と孝さんは思った。

さっそく問い合わせると、今かかっている医師の紹介があれば検査を受けられるという話だった。あわただしくホームページをプリントアウトして、主治医に相談をもちかけた。医師もこの試みを知らなかったが、文書を読んで、検査を受けることを承諾してくれた。

S病院の地域連携担当者が北海道大学病院と連絡をとって、検査を受けられる道筋をつけてくれた。

一六〇以上の遺伝子を調べる

北海道大学病院で行われているがん遺伝子検査は、「がん関連遺伝子パネル検査」と呼ばれる。

保険診療で行われる遺伝子検査では、通常、たとえば大腸がんの場合は、KRAS《ケーラス》という遺伝子、乳がん患者の場合は、HER2《ハーツー》という遺伝子を一つだけ調べる。いずれの遺伝子も、その変異がそれぞれのがんに高頻度に検出される代表的な遺伝子である。

しかし現実には、一つの遺伝子ではなく、複数の遺伝子に変異が起きてがんが発生することが多い。がん関連遺伝子パネル検査では一つのがん遺伝子ではなく、がんの発生に関与する一六〇以上の関連遺伝子をまとめて調べる。そうして元凶となるドライバー遺伝子（がんの発生・進展において直接的に重要な役割を果たす遺伝子）をみつけ出すというものだ。

ただし、調べる遺伝子の数が多くなるほど費用がかさむ。この検査は健康保険が適用されない自費診療の扱いになるから、調べる遺伝子の数が多いほど患者の経済的負担は大きくなる。

佐々木さんの夫の孝さんがこの検査を知ったときは、遺伝子の数が二五の場合は四二万円、一六〇の場合は六四万円と、二つのコースが設けられていた。

これとは別に二〇〇以上の遺伝子を一〇〇万円で調べる検査メニューも用意されている。これはOncoPrime（オンコプライム）と呼ばれる検査で、同じ検査は、ほかにもいくつかの病院で行われている（199ページ参照）。

解析する遺伝子の数はいくつが最適か

解析する遺伝子の数だが、個数と費用を並べられると、たくさん調べたほうがよいのではないかと思いがちだ。

ただ、単純にそうは言いきれない部分もあるようだ。北海道大学病院がん遺伝子診断部の西原広史医師と林秀幸医師の解説を総合すると、次のような事情になる。

ヒトの遺伝子は二万数千個あり、そのうち、がんに関係する遺伝子は数百個といわれる。いま日本で承認されている分子標的薬はおよそ五〇種類あり、それらが対象とする遺伝子変異の数は二十数種類、がんの種類は一〇〇近くになる。前述のクラーク検査では、最少コースがカバーする二五の遺伝子のなかには、分子標的薬が対象とする遺伝子が含まれている。

ではなぜ一六〇もの遺伝子を調べるコースを設定しているかというと、ほかにもがんの原因となる遺伝子変異があるからだ。それらを解析して発見の確率を上げようとした場合、一六〇になる。なお、日本だけでなく、海外で行われている治験にまつわる遺伝子変異の情報も、この一六〇を対象とする検査でカバーできる。

もう一つ理由がある。オプジーボ（一般名ニボルマブ）などの免疫チェックポイント阻害剤やシスプラチンなどのプラチナ製剤は、遺伝子が不安定な状態にあるほうがよく効くといわれている。そして、その程度によっても、使うべき薬の種類が異なってくる。つまり、なるべく多くの遺伝子の状態を多角的にみたほうが、より精密な医療に近づく可能性が高くなるため、一六〇の遺伝子を調べるのだ。

アメリカの検査機関には、四四〇もの遺伝子を解析するサービスを提供しているところもある。もちろん精度は上がるだろうが、これを重要だととらえるか否かは、評価が分かれるところだろう。

遺伝子解析から治療方針を探る

主治医の承諾が得られた佐々木さんに話を戻そう。

S病院から、手術したときに採取した検体や新たに採取した検体、必要な治療データなどを北海道大学病院に送ってもらった。

そこからは次世代シーケンサーで遺伝子を解析。得られたデータをもとに、遺伝子診断部の医師ががんを引き起こす原因遺伝子を探し当て、それに対していちばん効果が高い薬はどれかを選定し、報告書を作成する。

遺伝子変異があると、すべてがんに結びつくと思いがちだが、そうではない。北海道大学病院の場合は、臨床的な意義の重要性を評価して、「メジャー」と「マイナー」、あるいは「ＶＵＳ」（臨床的意義がはっきりしない遺伝子）というカテゴリーに分類する。

具体的な症例でみていくと、たとえばある乳がんの女性の場合、以下のような分析と薬の選定になる。

乳がんに特有の、ＢＲＣＡ２という遺伝子に変異がみられる場合にはプラチナ製剤、カルボプラチンがまず選定される。

また、ＰＩＫ３ＣＡという遺伝子に変異がある場合には、細胞の増殖や、血管を新たにつくるプロセスにかかわるｍＴＯＲ《エムトール》というたんぱく質がターゲットになる。がん細胞でこのたんぱく質が活性化すると、がんの増殖が起きるが、それを阻害するｍＴＯＲ阻害剤の一つ、アフィニトール（一般名エベロリムス）が承認されている。

アフィニトールが効かなくなったら、日本では未承認だが、ＤＮＡ（がん細胞のＤＮＡも含む）の修復に関与するＰＡＲＰというたんぱく質を阻害する働きをもつリンパルザ（一般名オラパリブ）が有効であるということが明らかになっている。アメリカではすでに卵巣がんで承認されている。日本でも卵巣がんで承認待ちの状態（二〇一七年七月現在）であるから、前記した既存の薬で治療しているうちに、リンパルザが承認されるということになるかもしれない。

ゲノム医療専門チーム・カンファレンス

遺伝子解析により導き出される治療方針は、一つとは限らない。多くの場合、がんに関わる遺伝子変異は複数存在するためだ。

そこで、複数の分野の医療従事者が加わった形で、ゲノム医療専門チーム・カンファレンスが行われる。

まず、がん遺伝子診断部の医師が治療方針の提案をする。その提案をもとに、解析担当医、病理医、臨床医、検査技師、看護師、遺伝カウンセラー、解析会社の担当者がディスカッションし、遺伝子変異の見極めや、薬剤、治験情報の検索、推奨治療の判断が行われる。この議論で決定された事柄が最終的な治療方針となる。

この治療方針は、臨床医の意見により変更になる場合もある。

ある胃がん患者の例だが、いくつかの遺伝子変異が発見された。そのなかで診断部の医師は、ｍＴＯＲにはアフィニトールが使えるのではないかと提案した。ところがある消化器専門の臨床医から、この人の遺伝子変異は、現時点ではまだ臨床的意義が明らかではないという指摘があった。また、アフィニトールは胃がんでは保険適用ではないので、自費診療になる。一か月一〇〇万円単位の医療費を患者の家族に負担させる治療方針は一考を要するという意見が出た。

そこで視点を変えて、遺伝子の変異が多いかどうかに着目した。確認してみると基準値よりも高い値を示していた。前記したように、こうした場合には一般的にプラチナ製剤や、免疫チェックポイント阻害剤、たとえばオプジーボが有効であるといわれる。

そこで考えられる処方案は、まずプラチナ製剤を使う。次にオプジーボ。いまのところは胃がんには承認されていないが、ほかのがん種で次々に承認されているから一～二年をめどに承認される可能性がある。とすれば、まず健康保険が適用されているプラチナ製剤を使い、その間、オプジーボが承認されるのを待つという方針も考えられる。

オプジーボが胃がんに承認される確率が高いことは、消化器専門の医師でなければ入手できない情報である。そういうときにカンファレンスは、非常に貴重なアドバイスを付加できる場になる。

対応薬のある遺伝子変異がみつかった

遺伝子検査の結果を待つ間、佐々木さんは不安だった。ふと、富良野のラベンダー畑が見たくなった。

「お父さん、あの満開のラベンダー、見たことないから連れて行ってよ。ラベンダーの香りのなかで、写真撮って」

孝さんはこころよく引き受けてくれた。

佐々木さんには、花で思い出すことがあった。がんのため春に亡くなった友だちのことである。彼女の遺影が花に囲まれてすごくいい表情をしていたのだ。

もしも私に何かあったとき、このときの写真を……という気持ちもあった。

富良野のラベンダー畑は最高だった。ラベンダーのほかにも赤、黄色と色とりどりの花が咲き乱れて、いい香りが漂っていた。

富良野から帰って間もなく、遺伝子診断の結果が出たという知らせを受けた。嬉しいことに、対応薬のある遺伝子変異がみつかった。

KRAS遺伝子の変異タイプの一つであるG12Cというアミノ酸変異タイプと、PIK3CA遺伝子の変異タイプH1047Rだ。もう一つ、がん抑制遺伝子の一つであるPTEN遺伝子の変異もみつかり、その対応薬があることもわかった。

その報告を聞いた佐々木さんは、

「やった！　と思いましたね。副作用があっても頑張った。その頑張ったことへのご褒美かなと思って。ご先祖さまから、『まだあの世に来るのは早いんだよ』と言われたような気がして、ほんとうに嬉しかったです」

では、これらの変異に有効な薬は何かというと、アフィニトールである。PIK3CA遺伝子とPTEN遺伝子の変異によく効くといわれる。

アメリカで行われている臨床試験では、子宮体がんに対して、アフィニトールとフェマーラ（一般名レトロゾール）との組み合わせで注目すべきデータが出ている。

これはフェーズ2、つまりその薬の対象となる病気の患者数百人までが参加し、効果の評価を行う治験の段階の一つだ。データが公開されたのは、腫瘍分野では権威のある専門誌『ジャーナル・オブ・クリニカル・オンコロジー』で、PIK3CA遺伝子とPTEN遺伝子に変異のある患者に使ったところ、二〇％の人でがんが完全になくなったというのである。

一か月九〇万円の薬代

しかし、担当の西原広史医師は「一つ難点がある」と佐々木夫妻に告げた。

「このアフィニトール、日本では子宮体がんには健康保険が適用されないのです。日本で販売されている薬ですが、いま保険適用されているのは、乳がん、腎細胞がんなどに限られている。つまり、子宮体がんに使う場合は自費になってしまうのです」

聞けば、一か月に九〇万円ぐらいかかるという。

佐々木さんはその高額な薬代に驚いたが、傍らにいる夫の孝さんが迷うことなく、

「できるだけ長生きしてほしい。退職金もあるし、なんとかやりくりできるから、薬がみつかったのだから治療してもらえ」

と言ってくれたのはありがたかった。迷惑をかけて申しわけないと思いつつも、

「それでは、お願いします」と返事をした。

しかし、すぐには治療が始められなかった。佐々木さんの場合、アフィニトールは適応外処方になるため、北海道大学病院だけでなく、かかりつけの病院でも処方できなかったのだ。結局、処方してくれる医療機関を大学側が探してくれることになった。

北海道大学に限らず、この遺伝子解析サービスを行っている大学病院では、解析と説明、そしてみつかった遺伝子変異と対応薬の説明までを行う。しかし、その薬を使って大学病院で治療するかどうかは、主治医や大学の倫理委員会などの承認が必要になる。

すぐに協力してくれる医療機関がみつかりそうになかったが、佐々木さんは抗がん剤による治療を休止して待機していた。

待つことほぼ一か月後の二〇一六年六月に、薬を処方してくれる医療機関がみつかったという知らせを受けた。

信じられないほど軽い副作用

さっそく治療が始まった。

アフィニトールに加え、フェマーラ(一般名レトロゾール)を一日、朝一回のむだけだ。佐々木さんによれば、

「一回分が三万円ぐらいの高くて貴重な薬だから、薬をみて〝効きますように〟と言ってからのむようにしています。自己暗示をかければ、よく効くかもしれないとも思いますし」

副作用は心配に及ばなかった。

事前に言われていた口内炎は確かにできた。午前中に薬を服用したあと、二時間ぐらいはだるくて眠気が差してくることはある。

それでも、以前経験した抗がん剤の副作用とは比較にならないほど軽かった。ふらつきもない。吐き気もなく、ご飯もおいしい。

取材でお宅にうかがうと、がんに効く食べ物を紹介した本や、スムージーをつくるための調理器具を夫の孝さんが買ってくれたのだと、嬉しそうに見せてくれた。

「料理の担当はお前だとか言って、結局つくるのは私なんですけど、自己流にアレンジし

ています。口内炎ができているから、スムージーは重宝しています。硬いものが傷口に当たると痛いけど、スムージーにすると滑らかなので。こういうものを買ってきてくれるのは、長生きしてほしいという気持ちなんでしょうか。ありがたみを感じます」

それにしても、一か月の治療費が九〇万円、CTを撮ると九三万円を超える。

通常ならば、CTは保険診療になるはずなのだが、佐々木さんの場合は、アフィニトールを自由診療で受けているので、がんに関する治療費がすべて自費になってしまう。細かい話だが、アフィニトールの副作用として出てくる口内炎の治療も自費である。

日本の医療制度では、保険診療と自由診療を同時に行う「混合診療」ができない仕組みになっているからだ。もちろん、保険診療ならば受けられるはずの高額医療費の払い戻しもない。

佐々木さんは支払いのたびに、夫への申しわけのなさでいっぱいになるという。

「薬がみつかって嬉しいんだけど、それだけ高いお金を使って、生きていていいものだろうかっていう葛藤があります。でも主人が後押ししてくれるから、そういうことを考えないほうがいいんだなと、前向きにとらえています」

腫瘍が約一㎝縮小した

治療を始めて三か月後、担当の林秀幸医師から嬉しい報告があった。

「五㎝あった腫瘍が約一㎝小さくなっています」というのである。

「え？　先生、ほんとうですか」と、思わず聞き直した。

林医師も笑顔で、「薬、効いていますね」と嬉しそうだ。

夫の孝さんも「このまま、がんが小さくなって消えてくれれば、こんな嬉しいことはないな」と言う。佐々木さんは、あれだけ強い抗がん剤を使っても消えなかったのだから、がんが消えてなくなることはないにしても、いまのままの状態を維持して、がんとうまく共存できればいいなと前向きに考えられるようになった。

東京で暮らす一人息子にも喜びを伝えたくて、すぐに携帯電話でメールした。するとこんな返事が届いた。

「効果のある薬がみつかって、ほんとうによかったです。長生きしてくださいね」

ずっと心配してくれていることが伝わってきた。抗がん剤で髪の毛が抜けたときに帽子を送ってくれたり、これまでもいつも母親のことを気遣ってくれていた。東京の神社に願掛けをしたのだろうか、いろいろなお守りを送ってきてくれたこともある。佐々木さんはそれを自分の鞄につけて、ことあるごとに「頑張るので、守ってください」とお願いしているのだという。

もう一つ、佐々木さんが大切にしているものがある。夫の定年退職祝いに、息子が送ってくれた二〇万円分の旅行券だ。

「ぼくはこれぐらいしか出せないからと言っていたけど、気持ちが嬉しくて。二人で旅行に行きたいね、と言っていた矢先にがんになっちゃったからね。でも、いまの薬が効いて、ある程度見通しがたてば、この旅行券で沖縄旅行とか、息子がいただいてきてくれたお守りの神社やお寺にお礼参りができるようにと思って、目標を立てて頑張っています」

佐々木さんは、宝物のように箱を何度もなでたあと、丁寧に包装紙を包みなおした。

薬の効果が弱まった？

腫瘍が一㎝縮小した二〇一六年八月の検診から三か月後の一一月、佐々木さんは検査の結果を聞くために、治療を行っている病院へと向かった。途中、きれいに紅葉した山の景色を眺めながら考えごとをしていたという。

　こうしている間もがんが少しでも小さくなっていればいいのに、と思ったり、あんまり変わっていなければ、いつまで薬をのみ続けることになるのだろう、などと思いをめぐらせたりしていたのだ。

「きょうが結婚記念日なんですよ。三七回目。だからいい結果が聞けるかなという期待のほうが大きいです」

　そう言いながら、手を合わせて祈るように待っていると、「佐々木宏美さん、三番診察室へお入りください」と呼びかけがあった。

　少し風邪を引いていること、口内炎がまだ少し治らないことなどを佐々木さんが報告したあと、担当の林医師は検査結果を話し始めた。

　血液検査は問題なし。ＣＴ画像についての診断結果は、少し気になる内容だった。

「腫瘍の大きさは、約五㎝で、ほとんど変わらないですね」

　佐々木夫婦の顔が険しくなった。胸膜にあった腫瘍も変わっていない。林医師は話を続けた。

「病気が悪くなっているということではなくて、薬で腫瘍の増大を抑えているということになります。肺のほかの場所に再発・転移をしたということもありません。ですから、このまま薬を続けてかまわないと思います」

佐々木さんは腫瘍マーカー（CA19－9）の値を聞いた。

林医師はデータを示しながら、前回までの数値と比べると八〇と横ばいだが、最初のときの一四〇からみると下がっている、と説明した。したがって「総合的に判断して、がんは抑えられているのではないか」という見解を示した。

薬をやめたら、がんは大きくなりますか

佐々木さんは、気になっていることを確認した。

「いまのんでいる薬をもしやめたら、また大きくなってくるということでしょうか」

「この薬を使う前までは、CTを撮るごとに大きくなっていたと思うんですけど、いまのんでいる薬で治療を始めて半年間は、ずっと腫瘍のサイズが抑えられている。やめてしまうと、また大きくなってくる可能性はあります」

佐々木さんはさらに聞いた。

「どのぐらいの期間、のまなければいけないのか、何か目安はあるんですか」

林医師は、「そこが問題なんです」と言いながら、こう続けた。

「抗がん剤治療というのは、肺がんなら、だいたい四コースやったら一回お休みするのが一般的なのですが、今回の子宮がんの治療に関しては、何コース続けたらいいといったコンセンサス（合意）がないので、基本的にはがんが抑えられている限りは、続けたほうがいいんじゃないかと思っています。ただ、費用のご負担を考えると、いつまでこの治療を続けるか、先がみえないところがあると思います」

夫の孝さんが最後に一言、質問した。

「薬が効いて、腫瘍が消えるということもあるのでしょうか」

「いま行っているアフィニトールとフェマーラによる治療は、アメリカの臨床試験では、二〇％の人でがんが消えたというデータがあります。ただ、それも人それぞれなので、何とも言えません。いまの状況ですと、がんの増大を薬で抑えているような状況です。これが画像上ではっきり小さくなれば、治療の意欲も高まってくると思うんですけどね」

金銭面の不安

診察が終わったあと、腫瘍マーカーのデータを目で追う佐々木さんの姿があった。しかし考えているのは、データのことではなく、治療のこれからのことだった。

「少しは小さくなっているかなという期待感が大きかったので、ちょっとショックだったんです。でも、なんて言ったらいいんだろう……いま、薬で抑えられている状況だから。いま……。でも、いま、生きていることに本当に感謝ですよね。あまり期待するのもよくないかなという感じです」

〝現状維持〟という結果をどう受け止めればいいのか……残念な気持ちが押し寄せるなか、でも薬は効いていることに感謝しなければ、と言い聞かせながら、佐々木さんは混乱していた。私たちの前ではほとんど表情を変えなかったクールな孝さんの目にも、涙がにじんでいた。

「大丈夫だよ、お父さん。大丈夫。ほら、冗談言って笑わせてよ」

孝さんに声をかけながらも、現実を直視したとき、医療費の問題は切実だった。

「いまは薬でがんの増殖を抑えているって先生がおっしゃっていました。じゃあ薬をのまなければ増殖するのかなって。金銭面でちょっと不安が出てきましたね」

同じ遺伝子変異のあるがんの治療薬なのに、臓器が違うだけで保険適用になったり全額自己負担になったりする。

金銭的に余裕がない人は、遺伝子検査すら受けることができないし、ましてこの治療も受けられない。そうした、がん医療が抱える不平等にも納得がいかないという気持ちを佐々木さんはずっと抱えていた。

「効果を期待できる薬があるのに、お金がないから治療を受けられずに人生をあきらめなければいけない……、生きたいという希望があるのに人生をまっとうできないと、悔いが残ると思うんですよ。厚生労働省も早く動いてほしい」

自分のこれからについても、いまは毎月九〇万円を支払えているが、いつまでも続けられるわけではないこともわかっていた。だからこそ、「薬をやめれば、がんが増殖する」という予測を重く受け止めたのだ。

「金銭的に余裕がなくなった場合には、それは自分に与えられた運命なんだから、素直に受け入れようと思います。その覚悟はあります。いままで頑張ってきた自分を誉めてあげて、後悔しない生き方をしたいなと思っています」

よく効いた症例には補助できる制度を

林医師に、自費診療は今後どうなるかを聞いてみた。

「奏功例《そうこう》、つまりプレシジョン・メディシンによってうまくいったという事例に関しては、なんらかの補助ができるような制度になることが望ましいと考えています」

有望な薬はみつかったのに、経済的な問題で治療ができない、あるいは継続できないという「がん遺伝子診断難民」のような人が出ないような制度の構築が必要だという。

「いまは臓器別に保険で使える薬が決まっていますが、プレシジョン・メディシンが普及し、もっと広く遺伝子変異別に薬が使えるようになれば、がん治療がもう少しやりやすくなるのではないかと考えています」

クラーク検査の結果

ここまで紹介してきた佐々木さんのケースは、遺伝子診断をした結果、遺伝子変異に対応する薬がみつかった例だが、うまくみつからないこともある。

北海道大学病院のデータをみると、二〇一七年五月末までの一三か月間でクラーク検査を受けた一五六人のうち、検査の結果判明した遺伝子変異に対して、効く可能性があると思える薬を紹介できたケースは一一二人で、全体の七二%。

しかし、すべての人がすぐにその治療薬を使えるわけではない。日本でその治療薬が承認されていない、治験が行われていない、自費診療のため高額な治療費を払えない、まだ標準治療の選択肢が残っているなど、さまざまな理由があるからだ。

紹介された治療薬で実際に治療を行ったのは一六人で、全体の一〇・三%となっている。ただ、そこには治験対象の人も含まれているため、全体として効果を示すことは難しい。

遺伝子変異はみつかったのに、対応薬がない

次に紹介するのは、遺伝子変異がわかったにもかかわらず、薬がみつからなかったケースである。高山和人さん(仮名。六〇代)は、胆管がんを患っている。発症は二〇一六年二月、ステージはすでに4だった。抗がん剤で治療をしてきたが、腫瘍マーカーの数値は上昇。

肝臓に転移がみつかったため、少しでも進行を遅らせる治療薬を求めて、遺伝子診断を希望してきた。

高山さんを取材させてもらったのは、ご本人が遺伝子診断の結果を確認するために北海道大学病院を訪れた当日のことである。

抗がん剤の影響で少しお腹が痛いことや、食欲が落ちていることなどを高山さんが担当の西原医師に報告したあと、結果の説明に話が移った。

「がん化に関与する遺伝子変異がいくつかみつかっています」

西原医師はそう切り出し、具体的に遺伝子の名前を挙げながら、三つの遺伝子変異について詳しく説明した。まず、細胞ががん化する際にいちばんのキーとなるドライバー遺伝子は、胆管がんの場合、ＫＲＡＳ遺伝子のＧ12Ｃというアミノ酸変異タイプ。

胆管がんや膵臓がんでは高い頻度でみつかるものだが、高山さんの場合も、この遺伝子の変異であることがわかった。

またＧ12Ｃは、数あるドライバー遺伝子のなかでは比較的パワーが弱いという。ほかのドライバー遺伝子に比べると増殖のスピードも遅い。海外のデータによれば、胆管がんや膵臓がんになった患者でもG12Cをもつ人は、比較的長期にわたって生存する場合があるといわれる。

ではG12Cに対応した薬はあるのか。結論からいえば、アメリカの製薬会社が、ようやくヒトでの臨床試験を始めようという段階であるため、現時点では使うことができない。使えるようになるまでには、最低でも数年はかかるだろうと見られている。ただし、アメリカなどでは薬の開発スピードが速いので、予想していたよりも早く入手できるかもしれない、ともいう。

もう一つ異常がみつかった遺伝子がある。西原医師によれば、「G12Cは車でいえばアクセル部分だが、この遺伝子はブレーキにあたる」という。

P53という遺伝子がそれである。西原医師がブレーキに喩えたように、がんの増殖を抑制する遺伝子だが、高山さんのがん細胞では、そこにも変異がみつかった。つまり、ブレーキが効かなくなっているのだ。そのためにがんが進行したともいえる。その変異に対応する薬は、残念ながら開発されていない。

三つ目の遺伝子変異は、SF3B1遺伝子のL743Fという変異タイプ。

これは胆管がんや膵臓がんでは報告されていないもので、一般的にはリンパ性白血病の患者に高い頻度で報告があるものだという。一つ目にあげたG12Cの遺伝子変異だけでは弱く、がん化するに至らなかったが、高山さんの場合、このSF3B1遺伝子のL743Fが加勢する形になったのではないかと予測されるという。

この遺伝子変異に対する有効な薬も、いまのところ存在しない。現在、乳がんに効果的ということで開発中だが、完成には至っていないという。ただ、数年後には日本にも入ってくる可能性が考えられる。

複数の薬の組み合わせを検討する

いずれの遺伝子変異に対しても現時点では有効な薬がみつからないので、いくつかの薬の組み合わせでがんに対処する方法について、検討が加えられた。

高山さんのようにKRAS遺伝子にG12Cの異常がある患者に対し、アメリカでは二つの薬を組み合わせてがんを治療する試みが行われている。西原医師の言葉を借りれば、「KRASのG12Cの異常を直接抑える薬がないので、その遺伝子から情報を受け取るたんぱく質を二か所で抑えることで治療する」という発想である。

この治療に使われる薬とは、一つはメキニスト（一般名トラメチニブ ジメチルスルホキシド付加物）で、通常、悪性黒色腫（メラノーマ）の治療にあてられるもの。もう一つはＦＧＦＲ（線維芽細胞増殖因子受容体）阻害剤だ。ＦＧＦＲはＥＧＦＲ（上皮増殖因子受容体）と同じく、細胞に増殖のシグナルを送り込んでがんの原因となるが、それを阻害する薬がアメリカで使われているのだ。

ただ、問題は、現時点ではこの二つの薬を使うのが難しいのである。まずメキニストは、皮膚がんに対しては日本でも承認されているが、胆管がんでは適応外になるため、使うためには、いつ行われるかわからない治験を待つことになる。

また、ＦＧＦＲ阻害剤はまだ日本では承認されていない。

たまりかねたように高山さんは、「来年には使えるようになりますか」と聞いた。

西原医師は質問に対して明言を避けながらも、組み合わせの治療に関しては、治験が始まる可能性はあると思うと答えた。さらに、アメリカと日本のがん治療事情について話し始めた。

「アメリカでは、いずれかの臓器のがんに承認されている薬であれば、がんの種類を越えて使ってもいいというルールがあるのです。もともと胃の抗がん剤であったとしても、承認されてさえいれば、違う臓器のがんに使える。日本の場合は、保険診療の壁がありますし、また倫理上の壁もありますから、なかなかできないのです」

高山さんは、どれぐらい時間がかかるのかを、もう少し踏み込んで知りたかったようだ。たとえばあと二年待てばいいのか、三年ならば何とかなるのか。あらためて質問した。

「いまの時点ではっきりお答えするのは、ちょっと難しいと思います。医療の分野では、アメリカで行われていることが日本に入ってくるまでに、だいたい一年ぐらい時間差があるのです。そうした事情を勘案すると、二〇一七年にはどこかのがんの専門機関、もしくは大学病院クラスでＦＧＦＲ阻害剤の治験が始まるのではないかと期待しています」

西原医師の言葉どおり、海外では胆管がんの症例も参加できる、ＦＧＦＲ阻害剤の第一段階の治験がすでに始まっている。治験には第三段階まであるので、承認されるとしてもまだ先ではあるが、うまくいけば数年のうちに高山さんの救世主となる薬が出てくるかもしれない。

西原医師によれば、ＫＲＡＳ遺伝子に生じる変異はある意味、いちばん〝悪玉〟だという。がん遺伝子検査をすると、かなりの頻度で原因遺伝子としてピックアップされてくる常連だ。

「日本でもアメリカのように、ＫＲＡＳ遺伝子の変異に対して、メキニストとＦＧＦＲ阻害剤に準ずる薬を組み合わせるような、複数の薬を使った治療法を、医師主導の治験でできないかという検討を、多くの施設でいま行っているところなのです」

ここで、高山さんが受けたがん遺伝子検査の結果報告が終わった。結局、いますぐ始められる薬を手にすることはできなかったのだ。

オプジーボの使用を検討する

しかし西原医師は、希望をつなぐように一つの情報を提供した。免疫チェックポイント阻害剤の一つ、オプジーボのことである。その名を耳にした途端、高山さんは、「先生にうかがいたいと思っていたのです」と、身を乗り出した。

オプジーボは、免疫を活性化させることでがん細胞を殺す仕組みの薬だ。西原医師は、この薬が高い効果を示す条件があるという話を始めた。

オプジーボは、遺伝子が不安定な状態にあるほうがよく効くといわれている。西原医師によれば、マイクロサテライト不安定性（99ページ参照）を顕著に示すがん患者はオプジーボで効果を示す確率が六〇％、つまり一〇人に六人の割合で効く。「オプジーボの効果の高い人は、半年間投薬すると、免疫が活性化する」のだという。

しかし、さほどマイクロサテライト不安定性を示さない患者の場合は、一〇人中二人、つまり二〇％しか効かない。

高山さんはどうだったか。調べたところ、残念ながら基準値の「一八」を下回る低い値であることがわかった。

「この値が基準値を超えて高い方には、将来的な選択肢としてオプジーボをお勧めしているのですが、残念ながら、高山さんは基準値以下でした」（西原医師）

オプジーボ使用の大きな課題

もっとも、マイクロサテライト不安定性が高い場合でも、オプジーボは肺がんと悪性黒色腫にしか保険診療が認められていない。高山さんは胆管がんなので、オプジーボを使う場合には自費診療となる。一瓶（一〇〇㎎）三六万円以上もする。体重六〇kgの人で、年間の薬代が一七〇〇万円ほどかかる計算だ。よほど家計に余裕のある人でないと受けられない治療である。

とはいえ、オプジーボは近い将来、胆管がんにも保険適用が認められる可能性がある。

「ただ、オプジーボを使うことで、副作用が出ることがあります。免疫が活性化しすぎて、関節リウマチなどの自己免疫疾患《じこめんえきしっかん》になってしまうケースがあります。また、最悪の場合は、間質性《かんしつせい》肺炎を起こして死に至るという例もあります。高山さんの場合は、まだ標準治療の選択肢が残っていますから、いますぐに自費でオプジーボを使うのはお勧めできないのです」（西原医師）

ちなみに自己免疫疾患とは、本来、病原菌などを排除するための免疫系が、正常な組織に対して反応し、攻撃を加えてしまうことで発症する疾患のことを指す。

さまざまな選択肢を検討した結果、TS-1（一般名テガフール・ギメラシル・オテラシルカリウム配合剤）で、標準治療を続けるという結論に達した。

自分の病気を正しく把握すること

診察を終えた高山さんの顔には、やや落胆した表情がうかがえた。

「いまはこういう治療しかないわけだから、受け止めるしかないです。でも、体が弱ってきてから新しい薬ができましたと言われても、なかなか難しい部分があります。何か代わりになる新しい治療方法をみつけてほしい、というのが正直な気持ちですね」

付き添っていた妻もこんなふうに言葉を足した。

「時間との戦いがあるから、早く薬をみつけてほしいですね」

また、アメリカで進んでいる臨床試験のことを聞けたことは収穫だったと、妻は語る。

「明るい兆しがちょっとみえたかなという感じで、私はよかったと思います。合う薬がみつかるかもしれない、という希望をもてるような……。一緒に闘います」

外来を担当した西原医師も、高山さんがわずかでも希望をもって診察を終えたことに、ひとまず安堵していた。

「いちばん好ましくないのは、闘病意欲を失ってしまうことです。まだ与えられた時間があるのに、その時間を有意義に使えなくなってしまう状態です。遺伝子検査でいい結果が得られなくても、自分の病気がどうして起きたのか、何が悪くてこういう状態になっているのかを知ったうえで治療をしたほうが、ご本人も納得して闘病できるのではないかと思うのです」

遺伝子検査によって、がんの性質がわかり、自分の病気を把握できたことで、いまある治療薬で頑張る気持ちになれたという患者も少なくないという。

「自分の病気の状態を正しく把握し、今後の治療に向かっていく。そこに、がん遺伝子診断の意義があるのかなと思っています」（西原医師）

患者と医師との接着剤、メディカル・コンシェルジュ

高山さんが北海道大学病院のがん遺伝子診断部を訪ねてきたときから、実は病院側から常に一人の女性が寄り添っていた。

佐藤千佳子さんである。肩書きは、メディカル・コンシェルジュ。彼女は、同診断部に来院した患者を迎え、支払いを終えるそのときまでずっと付き添う。

医師でも看護師でもない彼女の主たる業務は、来院した患者が医師とスムーズにコミュニケーションを図るための環境づくり、雰囲気づくりである。いわば患者と医師との接着剤的な役割ともいえる。両者の間に生じがちな見えない壁を取り払うのが、北海道大学病院のメディカル・コンシェルジュというわけだ。プレシジョン・メディシンを実施している医療機関でも珍しい存在だ。

佐藤さんによれば、来院する患者は千差万別だという。長い闘病生活のなかで医療機関不信、医師不信を抱いている人。初めて受ける遺伝子診断への不安を抱えている人。考え得る限りの治療を試みたが、思ったような結果が得られず、最後の頼みの綱として来院する人。皆それぞれで一人として同じ患者はいない。

メディカル・コンシェルジュの誕生

がん患者は不安などから緊張している場合が多い。佐藤さんはつとめて緊張を解くような会話を心がける。あまり病気の話はしない。医師から、患者について事前に必要以上の情報を収集することもしない。できるだけ自然体で接するのだという。

たとえば、幼い子供がいるという女性患者が来院したときには、子供の話や子育ての話をして、患者がリラックスするように雰囲気づくりをする。

しかし、何気ない会話をしている間も話の内容には細心の注意を払う。そして、診察の際に必要と思われる情報があれば、医師に伝えるのだという。

西原医師は次のように話す。

「たとえば、『次の患者さんはナーバスになっていますよ』とか、『一緒に来られているご家族はこんな方です』とか。そういうちょっとした情報が、どういう話題から入るとうまく診察に入っていけるかとか、気持ちを緩めてくださるか、というヒントになるのです。診察が始まる前のほんの数十秒の間に受け取る情報が、とても重要なのです」

当初、佐藤さんが任されたのは、検査に関する書類の管理、あるいは外来の予約などについて患者に連絡する業務などであった。

しかし、もっと患者に接する仕事をしてみたいという佐藤さんの意向もあり始まったのが、メディカル・コンシェルジュの業務だという。

臨床研究や治験に参加する被験者への対応は、以前から〝CRC〟が担当することがあった。CRC（クリニカル・リサーチ・コーディネーター）は一般的に、治験内容を説明したり、不安や精神的な負担をやわらげるために、患者をケアしたりサポートする役目を担う。医療の専門知識がないと対応できないので、通常、どの病院でも看護師や臨床検査技師、薬剤師といった医療従事者がかかわる。

ただ、北海道大学病院のがん遺伝子診断部の場合は、専門的なことはすべて診察で医師が行うので、専門外の、精神的な部分をサポートすることが必要であろうと思われたのだ。

患者の理解度をモニタリングする

コンシェルジュに前例があったわけではなく、手探りで始めたのだが、佐藤さんからの情報が役に立ったと思うことがほかにもあると、西原医師は話す。

たとえば医師が話した遺伝子診断や薬の話などが、患者にどの程度伝わっているかが、佐藤さんを通して把握できるということである。

診察時間は約一時間とっているが、専門的で難しい話なので、患者がすべて理解できているかどうか不安なこともある。だから実際にどれだけ伝わっているかがわかれば、以降の説明に工夫を加えることができるのだ。

また、大切な症状を担当の医師に言わないまま、診察が終わってからボソッと佐藤さんに伝えてくることがあるのだという。医師には言いにくいことなのかもしれない。あるいは口火を切るタイミングを逸してしまうのかもしれない。そういう場合には、あとで佐藤さんが主治医に連絡し、医師から患者に電話をすることもあるという。

質問をたくさん用意して診察に臨んだのに、遠慮して一つしか聞けなかったというような場合には、佐藤さんがあとで質問項目を聞いておいて、次回、医師に答えてもらえるようにすることもある。

不安に寄り添い、悩みに耳を傾ける

患者の多くは、治療について悩みを抱えている。相手をみて慎重に言葉を選ぶが、たとえば薬が効かなくなったときには、「気持ちのスイッチを前向きに切り替えましょう」と声をかけたり、「がんと共存する気持ちになりましょう」と伝えたりすることもある。

前記の佐々木宏美さんも、悩んでいたとき、佐藤さんとときどき電話で話をしたことがある。佐々木さんの場合は、薬はみつかったけれど医療費が高額で、しかもいつまで続けられるかを悩んでいた。そのため、佐藤さんのほうから電話をして、「いつでも遠慮しないで、お電話ください。薬がみつかって終わりではなく、ずっとつながっていきたいと思っています」と告げた。

佐々木さんからは「心強いです」と返事がかえってきたという。

また診察後に、佐々木さんから「つらい」とか「抗がん剤を続けたくない」といった悩みの電話を受けたときには、手紙を書いたこともある。

薬がなくても、それでお別れではない

遺伝子解析をしても、治療につながる薬がみつからない患者は大勢いる。佐藤さんのもう一つの大切な役割は、そういう患者が事実を受け止めて次の一歩を踏み出せるように、彼らに寄り添っていくことだ。

たとえば、薬がみつからなかった患者に時折連絡を入れる。病状が気になる人の近況をフォローすることも目的だが、適合しそうな新薬の治験開始や承認の情報など、患者の行く末に大きな影響を与える最新情報を伝えるのも大事な目的の一つだ。

前記の高山さんが検査結果を聞き終えたあと、佐藤さんはこう伝えた。

「これでがん遺伝子診断部とお別れではなくて、このあともずっと続いていくと思ってください。半年に一回、私から電話したり、もし薬がみつかれば先生からご連絡をすることもあります」

高山さんはすかさず、「それを待っているんですよ」と応じた。

そのときは諸事情で使えなかった薬でも、日本で治験が始まったり、承認されたりした場合には、いち早く教えてあげたい。しかし、時間がたつと患者に連絡がつかなくなることもある。関係を切らずに、ずっとつないでおくということは、専任でなければ難しい仕事かもしれない。

病院で患者を見送るとき、佐藤さんは笑顔を交えながらこう話しかけることがある。

「ときどき近況報告を私にいただいてもいいんですよ。夫婦げんかのように誰にも言えないことを私に話していただいてもけっこうです。皆さんの秘密は墓場までもっていくつもりです。遠慮なくご連絡いただければと思います」

前例のない、手探りの仕事である。

遺伝性がんの有無を調べる

北海道大学病院がん遺伝子診断部には、「遺伝性がん」（家族性がん）か否かを検査するサービスもある。遺伝性がんとは、特定の遺伝子が原因となって家系内で遺伝していくがんを指す。たとえば家族性乳がん・卵巣がんの場合は、ＢＲＣＡ１かＢＲＣＡ２の遺伝子の変異、網膜芽細胞腫《もうまくがさいぼうしゅ》の場合はＲＢ１という遺伝子の変異が原因となる。いずれも、がん抑制遺伝子（47ページ参照）の変異である。

二〇一三年、アメリカの人気女優アンジェリーナ・ジョリーさんが、乳がん予防のために乳房を切除したことがニュースになった。彼女の母親が卵巣がんと乳がんになり五六歳で死亡、母方の祖母が卵巣がん、叔母も乳がんで亡くなっている。

不安になったジョリーさんは遺伝子検査を受けた。

ここでいう遺伝子検査は、これまで述べてきた遺伝子検査とは違う。プレシジョン・メディシンで行う遺伝子検査は、すでにできてしまったがんの治療方針を決定するため、がん細胞に存在する遺伝子変異を調べるものだ。

それに対し、ジョリーさんが受けたのは、がんを発症していない正常な細胞に存在する遺伝子を調べる検査である。

遺伝子検査の結果、ジョリーさんの場合はBRCA1遺伝子に変異があることがわかった。これは、がんのリスクを高める変異である。医師から、今後乳がんを発症するリスクは八七%、卵巣がんは五〇%と告げられ、手術に踏み切ったわけだ。二〇一五年には、卵巣に初期のがんの兆候がみられたこともあり、卵巣も摘出している。

一般に、がんの多くは生活習慣や環境などの複合的な要因がからみあい、長期間かけて発症する。一方、遺伝性がんはさほど多いわけではないが(がん全体の五~一〇%を占めるといわれる)、近親者にがんを患う人が何人もいたり、若くしてがんで亡くなる人がいたりする場合は、そのリスクを考慮したほうがよい。

遺伝性がん判明の際のストレスを考える

北海道大学病院がん遺伝子診断部を訪れた吉沢貴子さん(仮名。三〇代)も、遺伝性がんに関心を寄せていた。

吉沢さんは鼻のがんを患い、放射線治療を受けていた。抗がん剤が効きにくい珍しいタイプのがんであったため、放射線のなかでも陽子線による治療を受けていた。

そこで新たな治療法を探るべく、がん遺伝子検査を受けたというわけだ。

初日の診察では、病気の経過の聞き取りに続いて、「家族歴」に関する質問があった。つまり父方、母方の血縁のなかに、がんにかかった人がいるかどうかである。

父方の叔父が肺がん、母方の叔父が大腸がん、などの事例があげられた。

遺伝性がんを調べるといっても、特別な採血をしたり、検体を用意しなければならないわけではない。がん遺伝子検査の過程で、遺伝性がんに特有の変異の有無がわかるのだ。

遺伝性がんの原因になる遺伝子変異があるかどうかを調べてもらうサービスを受けるには、遺伝カウンセリングの受診が必須となるため、北海道大学病院の場合は追加で一万円を支払えばよい。

ただ、遺伝性がんがみつかった場合、それがストレスになる可能性がある。

たとえば、いま治療している鼻のがんとは別に遺伝性がんの因子をもっていることがわかった場合、新たな不安を抱え込んでしまうことになる。また、吉沢さんのように子供がいる場合には、自分の遺伝子変異を受け継いでいないかが心配になるだろう。受け継いでいたことがわかると、さらなる不安にさいなまれるかもしれない。

血縁者に検査結果を告げるべきか否かもデリケートな問題である。この検査を受けた人には、結果を伝達する前に専門の認定遺伝カウンセラーが必要な説明をしたり、血族への伝え方などをきめ細かに説明したり相談に乗ったりする。

吉沢さんは、この検査の結果を聞くことに同意した。ちなみに、あとで考えが変わった場合、同意撤回書を書くなどの手続きを経たうえで中止することもできる。

オールジャパンで取り組むべき課題

北海道大学病院がん遺伝子診断部を率いる腫瘍内科・秋田弘俊教授は、遺伝子検査による治療の今後について、次のように語る。

「いちばん大事なのは、質の高い遺伝子検査を行い、安全かつ効果の高い治療薬を患者さんにお届けするということです。そのためには、私たちのような大学病院だけでなくて、産官とも連携を図りながらゲノム医療（遺伝子から得られるさまざまな情報にもとづく医療）にかかわる医療人、人材を育成していくことがとても大事です。こうしたことをオールジャャパンで取り組んでいく必要があると考えています」

＊　＊

北海道大学病院がん遺伝子診断部が提供するサービスのうち、OncoPrime（オンコプライム）検査は二〇一六年度をもって中止となった。二〇一七年度も継続されているが、クラーク検査は二〇一七年七月現在、西原広史医師の転出先である北海道がんセンターで、新たに「プレシジョン検査」として、クラーク検査とほぼ同様の医療サービスが開始されている。さらに慶應義塾大学病院をはじめとする複数の病院で「プレシジョン検査」の導入に向けた準備が進んでいる。

第五章

次世代がん治療と、その近未来

プレシジョン・メディシンの推進を加速するアメリカ

プレシジョン・メディシンをすでに強力に推し進めている国がある。アメリカだ。

第一章でも簡単に記したが、二〇一五年一月、オバマ大統領は一般教書演説のなかで、Precision Medicine Initiative（プレシジョン・メディシン・イニシアティブ）を発表した。

一〇〇万人規模の患者の遺伝情報および医療記録を含む大規模なデータベースをつくり、国民一人ひとりの遺伝子、生活環境、ライフスタイルなどに関する違いを考慮しながら、個別に最適な医療を提供し、さらには病気の予防法を確立しようというプロジェクトだ。この年の予算案では、年間総額二億ドル以上を投入するとしていた。

さまざまな医療分野のなかで、アメリカが最初にプレシジョン・メディシンに着手したのが、がん治療だった。このときは、米国国立がん研究所（ＮＣＩ）に七〇〇〇万ドルという規模の予算を配分している。

米国国立がん研究所は二〇一五年、NCI-MATCHという全米横断的な臨床試験を始めた。目標とする参加医療機関は、地方の病院も含めて、臨床試験グループネットワーク「ＮＣＴＮ」に所属する二〇〇〇以上、患者は六〇〇〇人という大規模なものだ。

臨床試験の対象となるのは、アメリカの標準的ながん治療を受けたけれど、完治はしなかった患者である。また、臨床試験への振り分けは、医師や研究者による会議ではなく、MATCH-BOXと呼ばれるシステムを使って、コンピューターによって機械的に行われる。

患者はまず、がんがある臓器別に分けられ、さらにそのなかでがんの遺伝子変異別に分けられる。スクラム・ジャパンと同じだ。そのようにして二〇あまりの臨床試験に振り分けられ、次々と開発される新薬が試される。中間発表によると、標準治療で効果が見られなかった患者の二五％に、効く可能性がある薬がみつかっているという。

このNCI-MATCHではさらに、同じ遺伝子変異のがんをもっているにもかかわらず、新薬の効果があった患者となかった患者では、いったい何が違うのかについて、詳しい遺伝子解析などを行い、明らかにしようとしている。その背景には、あらかじめ効果がない患者を見極めて、医療コストを大幅に削減したいという意図がある。

全米のがん研究を牽引する専門病院

全米各地にある、がん治療の拠点となるがん専門病院では、数年ほど前からプレシジョン・メディシンに力を入れ始めている。その一つ、ニューヨークにあるメモリアル・スローン・ケタリングがんセンターは、二〇一四年に雑誌*U.S. News & World Report*で、全米ナンバーワンのがん専門病院にも選ばれたアメリカ有数のがん専門病院だ。

この病院では二〇一四年から、MSK-IMPACT（ＭＳＫインパクト）と呼ばれる大規模な遺伝子解析の研究を行っている。ＭＳＫインパクトの対象となるのは、この病院で受診した患者のうち、がんを手術で取りきれて再発の心配がなくなった人以外の、すべての患者だ。がんの種類には制限がない。

「バスケット試験」が切り開く新たな地平

遺伝子検査の結果を用いて行われているのが、新しいタイプの臨床試験、「バスケット試験」だ。従来の臨床試験は、肺がん治療薬の臨床試験、大腸がん治療薬の臨床試験などというように、試験ごとに対象を一つの臓器のがんに限定している。一方、バスケット試験は、がんがある臓器に制限はなく、特定の遺伝子変異に注目して行う。

たとえば、ＢＲＡＦという遺伝子に変異がある場合を例に考えてみよう。これは皮膚がんの一種である悪性黒色腫（メラノーマ）の原因となる遺伝子変異としてよく知られているが、実は肺がんや脳腫瘍にも、わずかながらみられる。いままでの新薬臨床試験の方法では、たとえば皮膚がん、肺がん、脳腫瘍と、それぞれのＢＲＡＦ遺伝子の変異について別々に試験を行わなければいけない。ＢＲＡＦの遺伝子変異がわずかしか見られない臓器では、そもそも臨床試験が行われない可能性もある。

通常、患者数が少ない病気に対しては、新薬の臨床試験は行われにくい。臨床試験をしようとしても、科学的に意味のある結果が出る人数まで患者を集めることが難しいからだ。また、莫大なコストをかけて新薬を開発しても、対象患者数が少ないため製薬会社の利益につながりにくいという事情もある。

バスケット試験はこうした状況を打破しようとしている。バスケット試験なら、皮膚がん、肺がん、脳腫瘍の患者を、同一の臨床試験に参加させることができる。それらの患者を同一の患者集団とみなし、この集団に対する新薬の効果をみるというわけだ。これなら科学的に意味のある結果が出る人数まで患者を集めることは比較的容易である。

つまり、その臓器ではまれな遺伝子変異をもっているがん患者にも、新薬の臨床試験を受けるチャンスが生まれるのだ。メモリアル・スローン・ケタリングがんセンターでは、いくつものがんの遺伝子変異についてバスケット試験が続けられている。

「適応外使用」を活用した臨床試験

担当研究者のマーク・ラダニー博士によれば、MSKインパクトの遺伝子検査を受けた患者のうち約半数に、それぞれの遺伝子変異に対応する何らかの治療薬がみつかったという。その結果、患者の三割が新薬の臨床試験に参加し、患者の二割は既存の薬の「適応外使用」、つまり他のがんですでに承認を受けた薬を使っている。

適応外使用のことを英語でOff-label Use（オフラベル・ユース）という。この病院に限らずアメリカでは新薬として臨床試験が行われていなくても、他のがんですでに承認されている薬で、なおかつ一定の科学的根拠があればオフラベル・ユースという形で使用できる。

メモリアル・スローン・ケタリングがんセンターでは、二〇〇四年から一部のがん患者の遺伝子変異を調べ始め、二〇一六年時点ですでに一万三〇〇〇人を超えるがん患者の遺伝子変異データを蓄積している。調べる遺伝子変異の数は五〇〇近く。新しいがん遺伝子がみつかるたびに、調べる遺伝子変異の数は増えている。だが、現在のところ、有効な薬がある遺伝子変異は、それよりはるかに少ない。

多くの遺伝子変異を調べる目的

なぜ、有効な薬がまだ存在しない遺伝子変異まで調べるのだろう。

それは、現在のがん患者の治療だけでなく、将来のがん患者の治療に役立てるためだ。できるだけ多くの遺伝子変異をみつけておき、将来の迅速な新薬開発につなげるのである。

また、患者本人の将来への備えという側面もある。最近では、新たな遺伝子変異に対する分子標的薬が次々に開発されている。自分のがんの遺伝子変異がわかっていれば、近い将来、その遺伝子変異に対する新薬の臨床試験が始まったとき、すぐに参加することが可能になるかもしれないのだ。

ラダニー博士らは、ＭＳＫインパクトの遺伝子検査を受けた患者のうち、一万一〇〇〇人について、四〇〇の遺伝子変異の有無を解析した。そこから浮かび上がったのは、さまざまながんに共通してみられる遺伝子変異である。

たとえばP53は最も頻繁に変異する遺伝子で、「がん抑制遺伝子」の一つだ。また、乳がんを引き起こす原因として知られるHER2遺伝子の変異は、膀胱《ぼうこう》がん、胃がんなどにもみられる。肺がんでよくみられるEGFRの変異は、脳腫瘍の一種、グリオーマ（神経膠腫《こうしゅ》）でも頻度が高いことがわかった。さまざまながんに低頻度であらわれる遺伝子変異もいくつか新たにみつかっている。

データの蓄積が、崖っぷちのがん患者を助ける

膨大なデータの蓄積は、プレシジョン・メディシンの進展とも相まって、これまで治療が難しかった患者に希望をもたらし始めている。

その恩恵に浴した患者の一人が、ジャズシンガーのメアリーアン・アンセルモさんである。アンセルモさんは二〇一三年一一月、グリオブラストーマ（神経膠芽腫《こうがしゅ》）と呼ばれる極めて悪性度の高い脳腫瘍を発症した。診断はステージ4。主治医から、余命は一年半から二年と言われた。

まず、このがんの標準的な治療を受けた。手術で腫瘍の四分の三を取り除き、放射線治

療を受けた。さらに抗がん剤の治療も始めたが、副作用がひどく、血小板が急激に減少して治療を続けられなくなってしまった。夫のジョセフさんは妻を救うために、全米中、あらゆる手を尽くして新たな治療法を探し歩いた。そして最後に辿りついたのが、メモリアル・スローン・ケタリングがんセンターだった。

アンセルモさんのがんの遺伝子を解析したところ、BRAFという遺伝子に変異がみつかった。この遺伝子変異は、アンセルモさんのがん、グリオブラストーマでみつかることは少ない。だが、すでに悪性黒色腫の原因遺伝子として知られていて、さらに、BRAFの変異をもつ悪性黒色腫に対しては、ゼルボラフ（一般名ベムラフェニブ）という分子標的薬がすでに承認されていた。

幸いなことに、アンセルモさんがメモリアル・スローン・ケタリングがんセンターを受診した頃、ちょうどBRAFの変異をもつがん患者のバスケット試験（臨床試験）が始まったところだった。アンセルモさんは早速この臨床試験に参加し、ゼルボラフを試すことにした。

服用したのは朝晩三錠ずつの錠剤だ。治療はたったこれだけである。するとこの薬が劇的に効いた。余命一年半から二年と宣告されたが、がんがみつかって三年半以上たった現在も、がんは縮小したままだ。ゼルボラフの副作用として、日光にあたると皮膚が炎症を起こしてしまうため、外出時に注意しなければならないが、それ以外は、抗がん剤治療のときに悩まされたような激しい副作用もないという。

アンセルモさんは現在、ジャズシンガーへの復帰を目指してレッスンを始めている。

アンセルモさんはこう語る。

「私が言いたいのは、希望はあるということです。だって、いまはがんの遺伝子まで解析できる時代に私たちは生きているのですから。科学のブレークスルーの現場に自分がいられるなんて、本当に素晴らしいことです」

人工知能を使った遺伝子解析の登場

アメリカでは次世代のプレシジョン・メディシンも動き始めた。プレシジョン・メディシンと人工知能を融合させ、がん治療に役立てようというのだ。その代表が、ＩＢＭが開発したWatson for Genomics（ワトソン・ゲノミクス）だ。ＩＢＭはこのシステムを全米数十か所の医療機関に提供、販売しているという。

利用している病院の一つ、ノースカロライナ大学病院では、使い始めてから二年間で驚くべき成果を上げた。この病院の通常のプレシジョン・メディシンでも、ほかの病院同様、まずは患者のがん細胞の遺伝子変異を解析する。その後、約三〇人の医師や研究者たちで構成される分子腫瘍委員会で、論文などの最新情報にもとづいて、原因となる遺伝子変異を判定、治療法を決定することになっている。

検討する患者は週に二〇人前後だが、分子腫瘍委員会で検討しても治療のターゲットとする遺伝子変異を特定できないケースがある。ところが人工知能のワトソンは、そうした患者の三割について、治療のターゲットとすべき遺伝子変異を特定し、可能性のある治療法を提示した。これには医師や研究者も驚いたという。

ワトソン・ゲノミクスの利便性

では、ワトソンはどのようにして遺伝子変異や治療法をみつけ出すのか。

ノースカロライナ大学では、がんと関係していると考えられる八〇〇もの遺伝子について、変異の有無を調べている。しかし、がんには複数の遺伝子変異が同時に起きている。したがって、どれが当該のがんの本当の原因になっているのか、つまり、どの遺伝子変異に対する薬を使えばよいのか、という特定が難しいケースがかなりある。

一方で、がんを引き起こす新しい遺伝子変異が発見されたり、遺伝子変異どうしの関係が明らかになったり、どの薬がどの遺伝子変異に効果があるかなど、新たな情報が次々に発表されている。

がんに関係する論文は世界中で年間およそ十数万件も発表されていて、一日に数百の論文が新たに加わっている計算になる。

だが、当然ながら一人の医師や研究者が一日に読める論文の数は限られている。他方、人工知能は人に比べてはるかに大量の論文を読み込み、学習することができる。ワトソンには、すでに数千万件以上の論文を学習させてあるという。

ワトソンは、ある特定のがん患者のケースについて、関連する論文や現在行われている臨床試験の情報などを蓄積したデータのなかから調べあげ、それらのデータを統合したうえで、すぐに理解できる状態まで情報を簡素化し、医師に提示することができる。しかも、それにかかる時間はわずか二〜三分だという。

たとえば、ある膀胱がん患者の例をみてみよう。

分子腫瘍委員会は、この患者の遺伝子検査の結果をみて一つの遺伝子変異に目をつけ、mTOR《エムトール》阻害剤という薬を使った治療のプランを立てた。しかしmTOR阻害剤は当時、腎臓がんでは承認されていたが、膀胱がんでは承認されていなかったため、医師たちはこの薬を使うかどうか迷っていた。

そこで、この患者についてワトソンを使って調べたところ、攻撃対象としての可能性がある二つ目の遺伝子変異がみつかった。mTOR阻害剤はその遺伝子変異にも有効であることが判明し、医師たちは適応外使用と承知しながらも、自信をもってこの薬を使うことができたのだという。

おかげでこの患者の膀胱がんは劇的に縮小し、一年以上この薬を使い続けているという。

取材に応じてくれたウィリアム・キム博士は言った。

「私にとってワトソン・ゲノミクスは経験豊かな先生のような存在、あるいは、自分が決定したことが正しいかどうかを確認してくれる同僚のような存在なのです」

年間四万人分のがん細胞を解析する

プレシジョン・メディシンの進展に伴い、がんの遺伝子解析を請け負う会社が、全米に続々と誕生している。その一つが、二〇一〇年に設立された「ファンデーション・メディシン社」である。マサチューセッツ州ケンブリッジに本社があるこの会社には、全米各地から年間四万人分のがん組織（検体）が送られてくる。クライアントの医療機関は大都市だけでなく農村部にもあり、最も多いのは地域に密着した病院だという。

この会社によれば、がんを専門とする全米の医師と病理医の三分の二が、このサービスを利用したことがあるという。アメリカではもはや、プレシジョン・メディシンはがんの専門病院でしか受けられない特別な医療ではなく、一般的な医療になりつつある。

遺伝子解析室には数十台の次世代シーケンサーが並び、いちどに大量の解析を行う。調べる遺伝子の数は三一五。病院に返される解析データには、患者の遺伝子変異のタイプだけではなく、次のような情報も含まれる。

①その遺伝子変異に対する承認薬。
②適応拡大の可能性がある薬（多くは、ほかの臓器ですでに承認されている、同じ遺伝子変異

に対する薬）。

③その薬について現在、臨床試験が行われているのか。

④臨床試験が行われている場合は、どこの病院か。

こうした詳細な情報がわかりやすいレポートの形で整理され、担当医に提供される。費用は肺がん、胃がん、乳がんなどの固形がんについて調べる"Foundation One"と呼ばれる検査が五八〇〇ドル、白血病などの血液がんに関する検査"Foundation One Hem"が七二〇〇ドルだ。このうち実際に患者がどのぐらいを負担するかは、患者が加入している保険によって異なる。

宝の山となる遺伝子情報

ファンデーション・メディシン社によれば、受け付けたがん患者の約三分の二に、効く可能性のある薬を提示できているという。サービスの提供先はアメリカだけではなく世界中に拡大しつつあり、現在では約四〇か国の医療機関から解析を受け付けている。今後、日本への進出も検討中だという。

二〇一五年、同社は医療の世界で大きな注目を集めることとなった。世界最大の製薬会社の一つであるスイスのロッシュ社が、同社へ一〇億ドルの大型投資を決めたのだ。ファンデーション・メディシン社が数万人分の患者の検査によって蓄積した莫大な遺伝子の情報は、製薬会社にとっては宝の山。新薬の開発に利用するのが目的と見られている。

ファンデーション・メディシン社の側も、世界中にひろがるロッシュ社のネットワークを使って、さらなる事業の拡大を目指している。

「適応外使用」が広がるアメリカ

がん治療のプレシジョン・メディシンが着実に広まりつつあるアメリカだが、その大きな推進力となっているのが「適応外使用」である。同じ遺伝子変異があり、ある程度科学的根拠を示すデータがあれば、ほかの臓器のがんで承認されている薬を使うことができる。そのため、効くかもしれない薬を使える可能性は、格段に増える。

アメリカでは医師が規定の書類に記入して届け出れば、薬の適応外使用が可能なのだという。費用も、その適応外使用について保険会社が認めさえすれば、一部は保険でカバーされる。アメリカの公的保険制度であるメディケアや数社の民間保険会社は、すでに適応外使用に保険を適用できるようにした。だからこそノースカロライナ大学のワトソン・ゲノミクスや、ファンデーション・メディシン社は、適応外使用の薬まで提示しているのだ。

一方、日本はより厳しい。日本では適応外使用、つまり、別の臓器のがんで承認されている薬を使うためには、自由診療で行うか、患者が臨床試験に参加するしかない。もしくは二〇一六年に始まった「患者申出療養制度」（患者からの申し出をもとに審査を行い、未承認薬などを使った先進的な医療を受けられるようにするための制度。ただし適応外の部分は全額自己負担）があるが、審査のための手続きには、病院、患者ともに多大な労力と時間を要するため、実際には利用はまだ数件にとどまっている。

もちろん適応外使用の場合、承認されている薬ほど効果に確証はなく、大きな副作用を伴うリスクもある。また、同じ遺伝子変異があっても、違う臓器のがん患者には効かなかったという例もいくつか出始めている。だが、適応外使用がアメリカのプレシジョン・メディシンを推し進めるうえで、大きな役割を果たしているのは確かであり、日本でも使用規定の緩和を検討すべきだという声も少なくない。

世界各国のプレシジョン・メディシン

プレシジョン・メディシンを国家戦略として進めているのは、アメリカだけではない。イギリスでは二〇一四年に「ゲノミクス・イングランド」が始動した。二〇一七年までに一〇万人のがんおよび希少疾患、HIVや結核などの感染症患者のすべての遺伝情報を解析し、治療や新薬の開発に活用しようという一大国家プロジェクトだ。

さらに二〇一六年にはサウジアラビアで「一〇万人ゲノム計画」がスタートした。

同様の国家プロジェクトは中国やフランスでもすでに始まっている。大学や企業が参加する非営利コンソーシアムである「ゲノムアジア100K」は、南アジア、北アジア、東アジアの計一〇万人について、遺伝子検査を始めようとしている。プレシジョン・メディシンのビッグプロジェクトが、いま世界中で次々に始動しているのだ。

日本のプレシジョン・メディシン、その現状

プレシジョン・メディシンで先を行くアメリカを一気に追い上げようと、日本でも研究が加速し始めている。

日本におけるプレシジョン・メディシンを牽引してきたのは、すでに何度も触れたスクラム・ジャパンである。設立のいちばんの目的は、日本発の新薬の開発だ。

スクラム・ジャパンが設立される契機となったのは二〇一二年、肺がんの細胞のなかにRET《レット》融合遺伝子と呼ばれる異常な遺伝子が日本人研究者などによって発見されたことである。RETはそれまで甲状腺がんの一種、甲状腺随様《ずいよう》がんにみられる遺伝子変異として知られていた。それが、肺がんにも存在することがわかったのである。

甲状腺がんについては、当時すでにRETに対する分子標的薬カプレルサ（一般名バンデタニブ）が承認され、使われていた。当然、カプレルサはRETを原因とする肺がんにも効果があるのではないかと考えられた。

そこで、「LURET《ルーレット》」と名づけられた医師主導の臨床試験が、国立がん研究センター東病院を中心に立ち上げられ、そこに登録する症例を全国規模で探し出すためにLC-SCRUM-Japanというプロジェクトが生まれた。

とはいえ、RET肺がんの患者はそれほど多いわけではなく、肺がん全体の一～二％に過ぎないことも明らかになっていた。それほど少ないと十分に患者を集められず、臨床試験ができないのではないかと危ぶまれるところだ。

だが、LC-SCRUM-Japanでは、全国二〇〇近い病院に参加を呼びかけ、約一五〇〇人の進行性肺がんの患者に対し一斉に遺伝子検査を実施。そのなかから約三〇人のRET肺がん患者を探し出したのである。最終的には、さまざまな条件に合った一九人の患者に対して臨床試験が行われた。そのうち約半数に効果がみられ、世界に先駆けて、肺がんに対するカプレルサの有効性を示した。この結果を受け、RET肺がん患者へのカプレルサの使用について、現在、保険適用の承認を目指して準備が進められている。

プレシジョン・メディシンは、がんの「平均的な」患者に効果があることを期待して広く浅く網をかけていた従来のがん医療とは、アプローチの仕方が根本的に異なるのだ。

適応拡大や新薬の承認を急ぐ

カプレルサ以外にも、二〇一七年三月までにスクラム・ジャパンで効果が明らかになった肺腺がんに対する分子標的薬がいくつかある。その一つ、肺がん全体の二%を占めている、ROS1融合遺伝子をもつ肺がんに対するザーコリ（一般名クリゾチニブ）は二〇一七年五月に承認された。ザーコリはすでにＡＬＫ肺がんで承認されているので、適応拡大にあたる。

また、ＢＲＡＦ遺伝子の変異をもつ肺がんに対するタフィンラー（一般名ダブラフェニブメシル酸塩）とメキニスト（同トラメチニブ ジメチルスルホキシド付加物）の併用は、二〇一七年七月現在、承認申請中だ。こちらは悪性黒色腫の薬としてすでに承認されているので、やはり適応拡大にあたり、近いうちに承認されるとみられている。

いずれの薬も、スクラム・ジャパンで行われた治験において、これらの遺伝子変異をもつ肺がんに高い効果を示した。たとえばザーコリはＲＯＳ１融合遺伝子をもつ肺がんの患者の七割以上に効果がみられたという。ほかの臓器でも同様に、分子標的薬の追加承認や、新薬の承認が続くことが期待されている。

スクラム・ジャパン以外の医療機関も続々参入

以上のように、プレシジョン・メディシンによるがん治療は、日本でも急速に大きな潮流になりつつある。スクラム・ジャパンは現在、全国二四五の医療機関が参加するプレシジョン・メディシンのための一大ネットワークだが、これ以外にも、国内の複数の大学病院や医療機関がプレシジョン・メディシンに取り組み始めている。

スクラム・ジャパンの中核的機関は国立がん研究センター東病院だが、同じく国立がん研究センターの中央病院（東京都中央区）が行っているのは、TOP-GEAR（トップ・ギア）と呼ばれるプロジェクトだ。若い世代が発症するがんや希少がん（患者数が少なくまれながん）にまで対象を広げているのが特徴だ。

二〇一七年七月から、トップ・ギアによって明らかになる遺伝子変異の情報をもとに、希少がん、原発不明がんを対象とした臨床試験を実施するMASTER KEYプロジェクトも始まった。

公益財団法人がん研究会も、二〇一六年秋に「がんプレシジョン医療研究センター」を設立した。日本有数の手術数を誇るがん専門病院である、がん研究会有明病院（東京都江東区）には、手術を行った患者の膨大ながん組織と遺伝子データなどが蓄積されている。これらを十二分に研究に活用するわけだ。一〜二年後には日常診療のなかで患者にプレシジョン・メディシンを提供することを目指している。

どの分子標的薬を使うかなどの治療の選択には、日本のバイオ・インフォマティクス（生命情報科学）分野のベンチャー企業、ＦＲＯＮＴＥＯヘルスケアと協力し、人工知能も活用していく予定だという。

「オンコプライム」という遺伝子検査サービス

京都大学医学部附属病院、岡山大学病院、千葉大学医学部附属病院、北海道大学病院の四つの病院で受けられるのが、OncoPrime（オンコプライム）と名づけられた遺伝子検査である。二〇一五年の開始からこれまでに二〇〇人以上が受けたこの検査サービスは、日本のゲノム情報解析サービスのパイオニアとされる三井情報が提供している。

調べる遺伝子は二〇〇以上。検査費用は病院ごとに違うが、九〇～一〇〇万円程度だ。遺伝子検査自体は三井情報と提携している海外の機関で行われ、その後解析が日本で行われるため、検査から結果を手にするまでは三～四週間ほどかかる。

サービスの対象はすべての固形がんだが、窓口となる医師側の判断で、実際には原発不明がん（がんの発症部位が不明のがん）、希少がんと診断された患者や、標準治療を受けたものの回復しなかった患者がほとんどだという。

さらに二〇一七年七月から、三井情報は、新たにOncoPrime Basic（オンコプライムベーシック）というサービスも開始した。こちらの場合、調べる遺伝子の数は一一四。検査費用は少し安く七〇〜九〇万円程度。遺伝子検査の受付から検査自体は、理研ジェネシスが国内の自社検査施設で行う。検査から結果までは最短で三週間。前述の四つの病院を含む一〇か所の病院で順次開始の予定だという。

「MSKインパクト」も始動

一方、順天堂大学医学部附属順天堂医院や横浜市立大学附属病院、東北大学病院で始まっているのが、MSK-IMPACT（MSKインパクト）。先に紹介したアメリカ・ニューヨークのメモリアル・スローン・ケタリングがんセンターの協力で遺伝子検査を行う。業務請負窓口は、東京・渋谷に本社がある「テーラーメッド」というベンチャー企業。

患者のがん組織は、実際にメモリアル・スローン・ケタリングがんセンターに送られる。そこで解析を行って、結果のリポート（とその翻訳）が日本の担当医に戻される仕組みだ。

調べる遺伝子の数は四六八、費用は約六〇万円。リポートが日本の医師に戻されるまで、検査から約四週間かかる。

ほかにもすでに遺伝子解析サービスを始めた、あるいはこれから開始しようとしている企業や医療機関は全国で増え続けている。

以上のように、日本でもプレシジョン・メディシンの普及に弾みがつき始めてはいるが、繰り返しを承知のうえでいえば、いま薬のある遺伝子変異は限られているため、調べる遺伝子の数が多いほど薬がみつかる確率が高いとは限らない、という点は押さえておきたい。

また、オンコプライムやＭＳＫインパクトなどの自由診療の遺伝子検査を受けた場合、効く可能性のある薬がみつからなかったとしても、当然ながら、料金は返還されない。さらに、効く薬がみつかったとしても、その薬が保険適用になっていなければ、臨床試験に参加する場合以外は、基本的に治療にかかる費用はすべて自己負担となる。

ただ一方で、プレシジョン・メディシンを取り巻く制度的限界ともいえるこうした状況が、急速に改善される兆しもある。詳しくは本章の最後に記すが、数年のうちに、一人でも多くのがん患者に救いの手が差し伸べられることを祈りたい。

最先端を行く肺がんのプレシジョン・メディシン

後藤功一医師をはじめとするスクラム・ジャパンのメンバーは、これまでの研究成果を生かし、肺がんの患者ならば誰でも、全国どの医療機関でも、十数個の遺伝子検査を受けられる環境を整えることを目指している。

肺がんでは、EGFR、ALK、ROS1の三つの遺伝子についての検査と治療は、すでに保険診療の対象になっている。そこでさらに、肺がんに関与するそれ以外の遺伝子変異についても、保険診療で一度にまとめて検査して、治療や臨床試験を受けられるようにしようという狙いだ。後藤医師は期待を込めて、次のように語る。

「肺がんについては、こうした体制が現実的な話になってきた。ごく近い将来、数年以内には実現するのではないか」

肺がんでは次々と新薬の臨床試験がスタートしているので、一度遺伝子検査を受けて、自分のがんの遺伝子変異のデータをもっていれば、たとえ現時点で薬がなくても落胆することはない。同じ遺伝子変異に関係する新薬の臨床試験が行われることになったときに、すぐに参加できるかもしれないからだ。つまり、「いまは治療法がない」と言われても、それで諦めるのは早計なのだ。

プレシジョン・メディシンは急速に進歩しているので、一～二年で新たな薬についての臨床試験が行われることも、まれではなくなってきている。ごく近い未来に希望をつなぐことができるかもしれない、という予測は、多くの患者にとって救いとなるだろう。

次世代の新薬開発

遺伝子検査を受けたけれども、対応薬のある遺伝子変異がみつからなかった場合、その遺伝子検査データはまったく無駄になってしまうのだろうか。

そんなことはないのである。実は、そうした遺伝子検査のデータは次世代の創薬、つまり新薬を開発する際に有効利用される。残念ながら自分自身には直接役に立たなくても、数年後、十数年後の患者を救うことにつながる可能性がある。第三章で紹介した瀬原進さんが、自分の治療データが誰かのために役に立てば嬉しいと言っていたが、まさにこのことを指しているといえる。

実は、国内外の研究機関や、製薬企業の狙いはそこにもある。数万人単位で蓄積した膨大な遺伝子の情報を詳しく分析することで、がんを引き起こしている遺伝子変異を新たに発見できる可能性がある。

また、データの分析によって、どういう遺伝子変異のパターンをもった人に薬が効かなかったのかを突き止めれば、それを新薬の開発に役立てることもできる。

さらに、同じ臓器のがんであっても、原因となる遺伝子変異のタイプが異なる場合があることは繰り返し述べているとおりだが、人種によっても遺伝子変異の分布は違う。たとえば、日本中で蓄積した遺伝子の情報を詳しく調べることで、がんを引き起こしている日本人固有の遺伝子変異のパターンが浮かびあがってくる可能性もある。特定の遺伝子変異Aが日本人に多いとなれば、そこに十分なニーズがあると考えられるため、製薬会社にとっては新たな薬をつくる動機になりうる、ということだ。

リキッド・バイオプシーとは

プレシジョン・メディシンのさらなる普及のために不可欠とされている技術の一つが、「リキッド・バイオプシー」だ。「リキッド」は液体、「バイオプシー」は「生検《せいけん》」を指す。

患者のがん細胞の遺伝子を調べるためには、手術を受けていれば、そのときに取り出したがん組織を使う。しかし手術を受けていなかったり、受けていたとしても、取り出された組織が不十分だったりする場合には、生検といって、内視鏡や気管支鏡などを使って患部からがん細胞を取り出すしかない。しかし、これは患者の身体の負担が大きく、改善が求められている。

さらに、分子標的薬を使い続けると、早ければ半年ないし一年で、がんが別の遺伝子変異を起こして薬に耐性をもつこともわかってきた。そのため、生検以外によるがん細胞の採取方法が不可欠になる。

なぜなら、がんが耐性をもったあと、次に使える分子標的薬を探すためには、耐性をもった最新のがん細胞の遺伝子を検査する必要があるからだ。そんなとき、がんが進行して全身状態が悪くなっている患者に改めて生検を行うのは、技術的に難しいうえ、負担が大きすぎる。

そこで、血液などを採取し、がん組織から遊離した、ごく微量に血中に含まれるがんの遺伝子を調べる「リキッド・バイオプシー」に期待が集まることになった。採血の方法自体は健康診断などで行われている通常の血液検査と同じだから、患者の負担は格段に少なくてすむ。生検ではなく、リキッド・バイオプシーによってがんの遺伝子を検査できる方向に急速に進んでいる。

実際、リキッド・バイオプシーによる検査は、すでに始まっている。肺がんで使われる分子標的薬イレッサ（一般名ゲフィチニブ）に耐性ができた患者の約半数に、EGFRの変異とは別にT790Mという新たな遺伝子変異が生じていることがわかってきた。そのT790Mを血液から検出するキットが、アメリカに続き日本でも二〇一六年一二月に承認され、保険診療のなかで使用され始めているのだ。

ちなみに、変異遺伝子T790Mに対しては、すでに分子標的薬タグリッソ（一般名オシメルチニブ）が承認されている。

免疫チェックポイント阻害剤の未来

いまプレシジョン・メディシンにかかわる専門家が、今後の大きな研究対象に位置づけているのが、「免疫チェックポイント阻害剤」である。

スクラム・ジャパンだけではなく、がん研究会のがんプレシジョン医療研究センターから、アメリカのファンデーション・メディシン社まで、先進的な医療機関の関係者が異口同音に次のターゲットとして挙げている。

免疫チェックポイント阻害剤は分子標的薬と違って、効く患者を見分ける「バイオマーカー」が、実はまだほとんど明らかになっていない。研究の対象は、遺伝子変異だけでなく、遺伝子の発現パターンや血液中のたんぱく質、さらにはがん細胞だけでなく、患者の免疫細胞などにまで広がっている。

また、免疫チェックポイント阻害剤は高価な薬剤だ。効果がみられる間はずっとのみ続けなければならないのか、途中でやめることはできないのか、といった点も大きな焦点となっている。耐性をもつと、のみ続けられなくなる分子標的薬とは対照的だ。

免疫チェックポイント阻害剤が悪性黒色腫（メラノーマ）に対して承認されて、今年で三年になる。オプジーボ（一般名ニボルマブ）は肺がんだけですでに一万人以上の患者に使われている。ただ、がんの種類にもよるが、免疫チェックポイント阻害剤単独では、投与された患者の二〜三割にしか効かないこともわかってきた。

そこで、さらなる効果を得るために、「併用」を探る段階に来ている。二種類の免疫チェックポイント阻害剤を併用したり、免疫チェックポイント阻害剤と従来型の抗がん剤を併用したりすると、効果が上がるとの報告も出始め、さらに分子標的薬を併用する臨床試験も次々と始まっている。

喫緊の課題は人材育成

本書のもととなった番組の放送（二〇一六年一一月二〇日）のあと、国立がん研究センター東病院にはスクラム・ジャパンへの参加希望者が集中した。同時に増えたのが、自分の遺伝子検査の結果をもって訪れる患者だったという。

これは、遺伝子検査を実施している全国各地の病院で検査を受けたとしても、その結果を十分に解釈できる医師が、まだ日本には少ないという現実を浮き彫りにしている。

がん細胞に生じている遺伝子変異は一つではない。発がんに関係していると考えられる遺伝子変異が複数存在する場合、どの遺伝子変異がその患者の発がんに最も強く関係しているのか、すなわち、どの遺伝子変異に対する分子標的薬が最も効きそうなのか、という判断を下すには、極めて高い専門性が必要になる。遺伝子検査の結果は、みつかった遺伝子変異の羅列に過ぎないからだ。

プレシジョン・メディシンを普及させるためには、今後、遺伝子検査の結果を正確に読み解くことができる人材を育成していくことも大きな課題になってくる。

個人情報取り扱いの問題

プレシジョン・メディシンが広がっていくときに、ほかにも避けては通れない課題がある。個人情報の取り扱いの問題だ。

たとえば遺伝性のがん（家族性のがん）であることがわかった場合である。

アメリカの女優アンジェリーナ・ジョリーさんは、遺伝子検査の結果、乳がんになりやすい遺伝子があるのがみつかり、予防的に乳房を切除した。一般的に、大部分の乳がんや、多くのがんは遺伝性ではない。しかし、若い時期に発症したり、ジョリーさんのように両親など血のつながった親類が何人も乳がんや卵巣がんにかかったりしている場合は、BRCA1、BRCA2という遺伝子が生まれつき変異していた可能性があり、遺伝性のがんが疑われる。

ジョリーさんの場合も、母や祖母が過去にそれぞれ乳がんや卵巣がんを発症していた。ＢＲＣＡ１という遺伝子は、傷ついたＤＮＡを修復して、がんを発症しないようにする役割をもつ「がん抑制遺伝子」だ。この遺伝子に異常があると発症リスクが高くなる。

がん治療のために遺伝子解析を受けた際にも、こうした遺伝性のがんが明らかになるケースがあり得る。そんなとき、患者本人は周囲の人々にどう対処すればよいのだろう。自分のがんが遺伝性のがんであることを家族にも告げるのか。あるいは、家族の遺伝子検査はどうするのか。

こうした問題に直面したときに寄り添い相談にのってくれる、専門的な知識をもつ人が「遺伝カウンセラー」である。第四章で紹介した北海道大学病院では遺伝カウンセラーを整えサポートする体制を敷いていたが、全国レベルでみれば、専門的な教育を受けて資格をもっている「認定遺伝カウンセラー」はまだまだ不足しているのが現状だ。また、こうした遺伝情報が結婚や就職、医療保険の加入などに影響を与える恐れもある。個人情報をどう守っていくのか、適切な法的整備を進めることも重要な課題になっている。

日本のプレシジョン・メディシン、その近未来

日本のプレシジョン・メディシンは、これからどう進んでいくのだろうか。

実はいま、国レベルでプレシジョン・メディシンが大きく動き始めている。二〇一七年六月二七日に厚生労働省の「がんゲノム医療推進コンソーシアム懇談会」（座長　間野《まの》博行・国立がん研究センター研究所所長、東京大学大学院教授）が公表した報告書。このなかで、がんのプレシジョン・メディシンを導入する計画が詳しく示されている。

まずは、保険適用となっている薬（分子標的薬）に対応する特定の遺伝子変異の有無を調べ、その薬を使うかどうかを決めるというもの。「コンパニオン診断」だ。肺がんを例にとれば、ＥＧＦＲやＡＬＫ、ＲＯＳ１の遺伝子変異を調べることがこれにあたり、現在すでに行われている。また、ほかの臓器のがんでも同様に、すでに実現されているものがある。遺伝子検査自体も薬も保険適用で、全国どの病院でも受けられる医療だ。

次の段階は、スクラム・ジャパンで行われているように次世代シーケンサーを使って多くの遺伝子について一度に調べるというもの。「遺伝子パネル検査」という。検査対象には、日本では保険適用の薬がない遺伝子や、そもそも対応する薬が存在しない遺伝子も含まれ

る。報告書には、この遺伝子パネル検査を近い将来「保険診療で」行うと明記されている。実現すれば、現在もいくつかの医療機関で行われている自費による遺伝子検査が、保険診療内で受けられることになる。

注目すべきは、この医療を行う医療機関を一定の要件を満たす病院に限定するということだ。条件には、検査結果の医学的解釈（アノテーション）ができる専門家集団がいることや、遺伝カウンセリングの体制が整備されていること、検査結果などの情報をセキュリティが担保された方法で収集・管理できること、臨床研究や医師主導治験などの実績があり、診断結果をもとに未承認薬の投与が可能なこと、などが挙げられている。

全国に四〇〇以上ある「がん診療連携拠点病院」のなかから、二〇一七年度中に、この医療を担う「がんゲノム医療中核拠点病院（仮称）」が指定される見込みだ。二〇一八年度から、まずは「先進医療」（保険外診療だが保険診療と併用できる）として動き出す見通しで、段階的にすべての都道府県でこの医療が受けられることを目指していくという。

さらに、現在保険適用でない薬についても、今後は治験を行って積極的に適応拡大を進め、未承認薬や適応外処方についても、一定の有効性や安全性が確認されれば条件つきで早期承認を目指すという。

そしてさらに先の段階が、がん細胞がもつ遺伝子をすべて調べあげる「全ゲノムシークエンス」。がんと関係があるかどうかわからない遺伝子も含めてすべて調べ、新たなターゲットとなる遺伝子をみつけ出そうというものだ。これも一定の条件を満たす医療機関で、先進医療として行うという。

つまり、遺伝子検査（遺伝子パネル検査）や、その結果を受けた投薬については、その実施主体を、有効性と安全性が確保される医療機関だけに絞りながら、保険診療内でできるようにするというのがこの報告書の考え方だ。

がんゲノムのデータベースと人工知能の活用

同時に構築しようとしているのが、「がんゲノム情報レポジトリー（仮称）」と呼ばれる、プレシジョン・メディシンを進めるうえで中心となるデータベースだ。

このデータベースには、前述のがんゲノム医療中核拠点病院から、詳細な医療データが集積されることになる。患者の遺伝子の情報だけでなく、個々の患者に対する薬の効果の有無や、患者の身体状況などの詳細なデータだ。こうしたデータが蓄積していけば、たとえば、同じ遺伝子パターンをもち、薬の効果も同じだった患者が複数存在するということもわかってくるだろう。このように、蓄積された膨大な数の患者データを正確に読み解くことで、これから投与する薬の治療効果が予測できるかもしれない。

しかし最大のねらいは、データベースに蓄積した膨大な情報を解析することにより、人工知能も使って新たなターゲットとなる遺伝子変異などをみつけ出し、日本独自の革新的な新薬や診断法・治療法の開発に結びつけることだ。

この新しい計画を進めて、「世界をリードすることを目指す」とこの報告書にはある。

座長をつとめた間野博行さん（前出）は次のように話している。

「いまから五年後にはすごく変わっていると思います。患者さんには期待のもてる時代になったと言えます」

おわりに――充実した人生を送るための、医療の発展をみつめて

がんに関する番組を制作するとき、私たちが必ずと言っていいほど引用する数字がある。

・日本人の二人に一人はがんになる。
・三人に一人はがんで命を落とす。
・がんは日本人の死因第一位。

数字から明らかなように、日本人にとってがんは、克服すべき病気の代表格である。だからこそ、以前から治療法の模索が続いている。本書のもととなった番組、NHKスペシャル「〝がん治療革命〟が始まった　プレシジョン・メディシンの衝撃」は、そんながん治療の最前線を報告しようと企画した。

大きなきっかけとなったのは、「免疫チェックポイント阻害剤」と呼ばれる新薬が登場

したことだ。いまから二年前、私たちは「クローズアップ現代」という番組で「がん治療が変わる　日本発の新・免疫療法」と題して、この薬を大きく紹介した（二〇一五年一〇月二七日放送）。

「免疫チェックポイント阻害剤」は本文でも詳しく解説したが、本を「あとがき」から読む方のために、ここでも簡単にまとめておこう。

この画期的な薬の誕生には、京都大学名誉教授の本庶佑《ほんじょたすく》さんが関わっている。よく知られているように、ヒトの体内には、がん細胞などの異物を攻撃する免疫細胞がある。本庶さんは、その免疫細胞に、〝働き過ぎ〟を抑制する「ブレーキボタン」が備わっていることを突き止めた。そこで、がんを治療するには、がん細胞が免疫細胞のブレーキボタンを押すのを阻害すればいいのではないか、と気づいたのだ。それによって免疫細胞の攻撃力を引き出し、がんを攻撃する。これが「免疫チェックポイント阻害剤」である。

「クローズアップ現代」を制作した当時、日本ではオプジーボ（一般名ニボルマブ）とヤーボイ（一般名イピリムマブ）という免疫チェックポイント阻害剤が、皮膚がんの一種である悪性黒色腫（メラノーマ）に対してのみ、承認されている状態だった。その後、オプジーボが非小細胞肺がんや腎細胞がんなどでも承認されたり、キイトルーダ（一般名ペンブロリズマブ）が悪性黒色腫や非小細胞肺がんで承認されたりと、承認の幅が広がり新薬の開発が進んだ。一方で、極めて高額な薬価の問題が取り沙汰されるようにもなった。

そんな折に耳にしたのが、「プレシジョン・メディシン」だ。本書をお読みいただければわかるように、がん細胞の遺伝子変異を見極め、その変異にぴったり合った薬を使う治療である。事前にある程度まで薬の効き目を予測できるという点も、画期的といわれる所以《ゆえん》だ。患者にとって数多くのメリットがあると同時に、効果の期待できる患者に絞って薬を届けられるため医療費の削減にもつながる。国家的要請の点からも耳目を集める最先端の医療である。

しかし番組の取材を進めていくと、大きな課題も見えてきた。本書の第二章で触れたように、がんが薬に対して耐性をもってしまうケース。第四章では、保険の適用を受けられないがゆえに高額の医療費を支払わざるを得ないケースを紹介した。さらには第三章で紹介したように、現時点では効果を期待できる薬がみつからないケースもある。本書でも、あえてこうした「影」の部分を漏らさず紹介した。「いずれ、きっとこうした問題を克服できる日が来る」という期待があるからだ。

だからこそ、プレシジョン・メディシンをめぐる状況について、番組でも次のコメントを結びとした――「がんになっても、長く、充実した人生を過ごせる時代を目指して、大きく動き出しています」。

がん治療革命は始まったばかりである。成就するまでには幾多の壁を乗り越える必要があるだろう。私たちは今後も、日々更新されるがん治療技術をはじめ、人々の幸せを支える医療の発展、その最前線を取材して皆さんにお知らせしたい。

最後になるが、取材にご協力いただいたすべての方に心から感謝したい。

ご闘病のさなかにお話を聞かせていただいた患者の皆様、ご家族の皆様。そして治療に当たられている医師、医療従事者の皆様。医療現場の映像は、百の言葉を重ねるよりも強く現状を伝える力があり、それゆえに多くの視聴者に関心を持って見ていただくことができたのだと確信している。

そして、番組の進行役としてご出演いただいた東京大学大学院教授で国立がん研究センター研究所所長の間野博行さんと、女優の原千晶《はらちあき》さん。自らの闘病体験をベースに、がん患者の立場で「知りたいこと」を率直に投げかけてくださった原さんと、それに対し、豊富な知識と実直なお人柄でお応えいただいた間野さん。お二人のやりとりは多くの視聴者の共感と納得につながった。

一人ひとりお名前を挙げられないが、ほかにも大勢の皆様のご協力によって番組が、そして、その果実としての本書ができた。どうもありがとうございました。

二〇一七年七月

NHK　科学・環境番組部　チーフ・プロデューサー　松本浩一

NHKスペシャル「“がん治療革命”が始まった
プレシジョン・メディシンの衝撃」

（2016年11月20日放送）

映像提供	Getty Images、Shutterstock
取材協力	岡山大学病院 金沢大学附属病院 九州がんセンター 国立がん研究センター中央病院 順天堂大学医学部 静和記念病院 加藤規弘、玉田耕治、土原一哉 戸井雅和、中川和彦、西尾誠人 松本慎吾、宮野 悟、吉村 清
語り	新井秀和
声の出演	81プロデュース
撮影	北西英二、齋藤 秀、牧野健一
音声	福井 聡
映像技術	鈴木 歩
映像デザイン	服部竜馬
CG制作	倉田裕史
音響効果	栃木康幸
編集	高橋 健、梅本京平
リサーチャー	早崎宏治
取材	田村圭香
ディレクター	吉川美恵子、奥 翔太郎
制作統括	阿久津哲雄、飯田健治、松本浩一

[執筆者略歴]

第一章・三章

奥翔太郎（おく・しょうたろう）

1987年生まれ。2010年NHK入局。経済・社会情報番組部ディレクター。ドキュメント72時間、NHKスペシャル「医療ビッグデータ 患者を救う大革命」、プロフェッショナル 仕事の流儀「アフリカの大地、志で駆ける 医師・国際NGO代表・川原尚行」などを担当。

第二章・五章

吉川美恵子（よしかわ・みえこ）

1968年生まれ。1991年NHK入局。現在はNHKエデュケーショナル シニアプロデューサー。医療・生命科学分野を専門とし、「人体ミクロの大冒険　第一集」「ここまで来た！うつ病治療」「認知症を治せ！」などのNHKスペシャルを担当。

第三章・四章

田村圭香（たむら・けいか）

1986年生まれ。2009年NHK入局。科学・環境番組部ディレクター。戦後史証言プロジェクト「第2回 水俣 戦後復興から公害へ」（「地方の時代」映像祭 選奨）、NHKスペシャル「熊本城 再建"サムライの英知"を未来へ」などを担当。

[執筆協力者略歴]

土原一哉（つちはら・かつや）

1968年生まれ。国立がん研究センター先端医療開発センター・ゲノムトランスレーショナルリサーチ分野・分野長。金沢大学医学部卒業、東京医科歯科大学大学院修了。専門はがんプレシジョンメディシン。患者個別のゲノムなどの異常に基づく治療法の開発と臨床応用を推進している。

※本書は二〇一六年一一月二〇日放送のＮＨＫスペシャル「〝がん治療革命〟が始まった プレシジョン・メディシンの衝撃」をもとに再構成したものです。

※遺伝子の異常には、遺伝子配列の一部が置き換わったり欠失したりする場合（「一塩基置換」または「挿入欠失変異」）や、異なる二つの遺伝子が融合して新たに異常な遺伝子が生じる場合（融合遺伝子）、特定の遺伝子が増殖する場合（遺伝子増幅）など、いくつかのパターンがありますが、本書では特に区別する場合を除き、「遺伝子変異」としました。

NHKスペシャル取材班
がん治療の世界に生じている大変革の全貌を解き明かすため、
取材チームを立ち上げる。第一線で活躍する医師や研究機関、
患者などに取材して、2016年11月20日、NHKスペシャル
「"がん治療革命"が始まった プレシジョン・メディシンの衝撃」
として放送。がん医療の最前線をリポートし、大反響を得た。

NHK出版新書 527

がん治療革命の衝撃
プレシジョン・メディシンとは何か

2017(平成29)年9月10日 第1刷発行

著者 NHKスペシャル取材班

発行者 森永公紀

発行所 NHK出版
〒150-8081東京都渋谷区宇田川町41-1
電話 (0570) 002-247(編集) (0570) 000-321(注文)
http://www.nhk-book.co.jp (ホームページ)
振替 00110-1-49701

ブックデザイン albireo

印刷 亨有堂印刷所・近代美術

製本 二葉製本

Printed in Japan ISBN978-4-14-088527-7 C0247